中国医学临床百家·病例精解

解放军总医院第三医学中心

器官移植病例精解

沈中阳 / 名誉主编
陈新国 / 主　编

科学技术文献出版社
SCIENTIFIC AND TECHNICAL DOCUMENTATION PRESS
·北京·

图书在版编目（CIP）数据

解放军总医院第三医学中心器官移植病例精解/陈新国主编．—北京：科学技术文献出版社，2020.3

ISBN 978-7-5189-6012-5

Ⅰ.①解… Ⅱ.①陈… Ⅲ.①器官移植—病案—分析 Ⅳ.①R617

中国版本图书馆 CIP 数据核字（2019）第 195338 号

解放军总医院第三医学中心器官移植病例精解

策划编辑：吴　微　责任编辑：帅莎莎　吴　微　责任校对：文　浩　责任出版：张志平

出　版　者　科学技术文献出版社
地　　　址　北京市复兴路 15 号　邮编 100038
编　务　部　（010）58882938，58882087（传真）
发　行　部　（010）58882868，58882870（传真）
邮　购　部　（010）58882873
官 方 网 址　www. stdp. com. cn
发　行　者　科学技术文献出版社发行　全国各地新华书店经销
印　刷　者　北京虎彩文化传播有限公司
版　　　次　2020 年 3 月第 1 版　2020 年 3 月第 1 次印刷
开　　　本　787×1092　1/16
字　　　数　130 千
印　　　张　11.5
书　　　号　ISBN 978-7-5189-6012-5
定　　　价　98.00 元

编委会

序

自从Murry 1954年成功地进行了第一例肾脏移植以来，临床器官移植已经走过了半个多世纪的历程，并逐步成为救治临床终末期疾病的常规手段。但是，在发展过程中，排斥反应、术后感染等并发症及免疫相关问题一直是影响受者和移植物长期存活的关键，几乎是摆在我们面前必须每天面对地亟待解决的瓶颈。

沈中阳教授率领的团队二十年磨一剑、独辟蹊径，总结丰富的器官移植经验，结合多年临床诊治、手术和研究成果，参考国内、国际共识和指南，以临床病例总结和分析为起点，逐项由高级医师点评、指导，利用简明扼要的方式系统、全面、科学地为临床工作者，尤其是中青年临床医师和研究生呈现临床实体器官移植相关难题的产生原因、进展和处理方式。这部临床病例合集分享了该团队的临床研究工作，为移植专业医学教育和临床工作者深入浅出分析解决临床疑难问题、启迪临床思维、拓展诊疗视野，处理临床器官移植受者并发症、远期随访和生活质量保障提供了可操作性的指导意见。

我热忱地推荐《解放军总医院第三医学中心器官移植病例精解》，并将该部具有实用价值和指导意义，且可操作性很强的著作推荐给广大临床器官移植工作者，愿它成为青年学者与资深专家交流经验的一个学习园地和病例讨论平台，发挥它疑难病例解析的临床指导作用和对青年医师培养的示范作用，为我国器官移植事业的发展与进步作出新的贡献，特为之序。

中华医学会器官移植学分会主任委员

2019 年 7 月 1 日于北京

前言

器官移植被誉为20世纪医学领域最伟大的创新技术之一。自1954年Murry成功实施第一例临床肾移植，1963年Starzl成功实施第一例同种异体肝移植，历经半个多世纪的发展，器官移植学已日趋成熟。我国器官移植起步晚，经过几代医务工作者的共同努力探索，取得了较好的临床疗效，接受器官移植的患者数量逐年增多。尤其是我国肝移植总数量及规模已跃居全球第二位，移植技术接近国际先进水平，挽救了许多终末期肝病患者的生命。目前，器官移植成为常规手术，但尚有一些临床问题仍未解决。

我移植中心团队经过多年不懈努力，已累计完成肝移植手术2800余例，肾移植手术2600余例，建立了完善的临床肝、肾移植体系，创新技术，临床疗效显著。本书主要根据我中心多年积累的诊疗经验和研究成果，同时参考近年来国内外文献报道、会议报道和专家共识或指南中的新认识和新观点，采用病例介绍及高级别医师点评形式，以简明扼要的方式体现器官移植术前、术中及术后处理的多方面病例特点。由于肝移植手术涉及多学科协作，本书着重选择肝移植术前特殊供体评估、复杂肝移植手术、疑难重症移植，少见或罕见病肝移植、儿童肝移植、多器官联合移植及器官移植术后常见和少见并发症的诊治等有价值的病例进行分析总结，力求达到解决临床疑难问题、启迪临床思维和拓展诊疗视野的编写宗旨。希望同大家分享我们的经验，为移植专业医学教育提供有指导意义的临床案例。

愿此书能对从事移植相关学科的年轻临床医师及研究生有所裨益，又能为移植受者和家属有所参考，这是本书编写的初衷。由于水平有限，时间仓促，又是首次撰写此类图书，难免有不足或错误之处，敬请各位读者批评和指正。

2019 年 7 月

目 录

特殊捐献供体的器官评估和应用病例

肝移植治疗少见肝病病例

复杂肝脏移植手术病例

儿童肝移植手术病例

肝移植术后并发症病例

肾移植和联合脏器移植术后并发症病例

特殊捐献供体的器官评估和应用病例

001 合并横纹肌溶解症的脑死亡供体器官维护1例

病历摘要

患者，男，44岁。于2018年6月14日夜间骑摩托过程中不慎发生车祸，左下肢受压6小时，伤后意识不清，伴恶心、呕吐，就诊于当地医院，急查头颅CT显示硬膜下血肿，脑挫裂伤，双侧瞳孔等大，左：右=3.5 mm：3.5 mm，对光反射均消失，未行手术治疗。救治过程中患者出现高热，最高体温40.1 ℃，于2018年6月

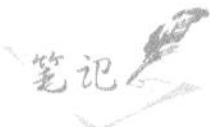

18 日由神经外科医师、神经内科及重症监护室（ICU）医师共同确认脑死亡，随后以潜在器官捐献供体收入我院。

入科时生命体征：脉搏 125 次/分，血压 70/48 mmHg，呼吸 18 次/分（机械通气），体温 39.4 ℃。患者无自主呼吸，持续给予经口气管插管处接呼吸机支持。动脉血气：pH 7.21，PO_2 79 mmHg，PCO_2 50 mmHg，K^+ 6.1 mmol/L，Na^+ 144 mmol/L，HGB 95 g/L，BE −7.7 mmol/L，Lac 14.6 mmol/L。急查生化全项示 Cr 388 μmol/L，CK 1068 IU/L，MYO 2874 ng/mL，ALT 41 IU/L，AST 67 IU/L，随即给予持续性床旁血液净化治疗，同时给予补液、碱化尿液、脱水降颅压及全身降温治疗。

于 2018 年 6 月 19 日再次复查生化全项示 K^+ 4.0 mmol/L，ALT 21 IU/L，AST 33 IU/L，Cr 145 μmol/L，CK 820 IU/L，MYO 700.8 ng/mL。

该例于 2018 年 6 月 20 日实施器官捐献手术，成功捐献了肝脏、双侧肾脏、心脏、肺脏和角膜。患者 CRRT 过程中相关检测指标的变化见表 1。

表 1　血液净化过程中各项指标的变化

	P（次/分）	BP*（mmHg）	PO_2（mmHg）	T（℃）	AST（IU/L）	ALT（IU/L）
血滤前	135	70/48	79	39.4	67	41
血滤 6 h	117	92/51	102	38.0	—	—
血滤 12 h	98	110/63	164	37.0	33	21

	Lac（mmol/L）	K^+（mmol/L）	Cr（μmol/L）	CK（IU/L）	MYO（IU/L）
血滤前	14.6	6.1	388	1068	2874
血滤 6 h	8.6	5.5	—	—	—
血滤 12 h	2.7	4.5	145	820	700

注：* 去甲肾上腺素的使用量呈逐渐减小。

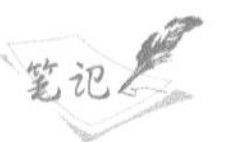

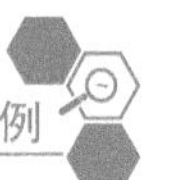

病例分析

横纹肌溶解症（rhabdomyolysis，RM）是由于运动、肌肉挤压、热射病、药物、中毒、感染、炎症等原因所致的横纹肌破坏和崩解，导致肌酸激酶、肌红蛋白等细胞内成分进入细胞外液及血液循环，引起生化紊乱及组织器官损害的临床综合征。RM 常引起肌红蛋白尿，其中 13%～50% 的 RM 患者可出现急性肾损伤（acute kidney injury，AKI），是导致 AKI 的重要原因之一。该病例发生原因为左下肢受压及高热，两者均可导致肌肉坏死、横纹肌溶解、血钾升高、心律失常、多脏器功能衰竭、弥漫性血管内凝血甚至死亡。需尽快解除病因，实施器官保护。

该案例的器官维护所采取的治疗措施如下。

给予补液对症治疗：早期给予静脉补液，使患者尿排出量维持在 300 mL/h，大量静脉补液应至少持续到肌酸激酶水平降至 1000 IU/L 以下。渗透性利尿及碱化尿液，使其 pH > 6.5，以减少肌红蛋白对肾小管的损害，同时要加强预防感染的发生。

ICU 中血液净化的应用指南建议重症患者首选股静脉置管应用连续肾脏替代疗法（continuous renal replacement therapy，CRRT）建立血管通路，CRRT 采用普通肝素全身抗凝，并定期检测凝血结果，密切观察出血情况。血液净化采用血液透析滤过的模式，可以将肌细胞内容物（特别是肌红蛋白和肌酸激酶）有效清除。治疗过程中给予零脱水，维持血流动力学稳定，保证器官灌注。

早期快速降温：血液净化将置换液温度设置为 36.5 ℃，并给予无菌冰盐水（约 4 ℃）进行膀胱冲洗，同时给予冰毯物理降温，温度设置在 36～37 ℃，并给予冰帽降温，温度设置在 32～33 ℃。

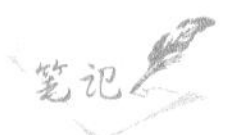

有效地降低中心体温，避免高热进一步加重横纹肌溶解及代谢性酸中毒，减轻高热对机体的损伤，防止或减少并发症的发生。

遵循预防标准，给予患者床头抬高 30°~45°，为防止局部长时间受压，常给予更换体位，缩短翻身周期（每小时 1 次），注意左下肢制动，冰盐水外敷，避免挤压和按摩，防止加重局部缺氧。

通过对该案例强化治疗 19 小时后，去甲肾上腺素的使用量从 2. 1 μg/(kg·min) 降至 0. 5 μg/(kg·min)，PO_2 从 79 mmHg 升至 164 mmHg，患者循环稳定，成功捐献了肝脏、双侧肾脏、心脏、肺脏和角膜，移植受体均恢复良好。

病例点评

本案例患者车祸中头部创伤，左下肢受压，随之出现高热，是引发横纹肌溶解症的最主要原因。高热及创伤导致的肌肉损伤重、病情重、进展快，一旦启动可能会出现更严重的多器官功能障碍综合征（Multiple organ dysfunction syndrome，MODS）。潜在供体存在合并横纹肌溶解症的高危因素时，需积极行床旁血液净化治疗。血液净化治疗有助于避免肌红蛋白阻塞肾小管引发少尿，同时可促进供者血流动力学稳定，有利于心肺功能维护、获取及使用。早期综合干预对器官的维护、获取以及移植后器官功能的顺利恢复起重要作用。

（尹利华）

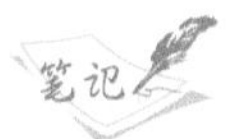

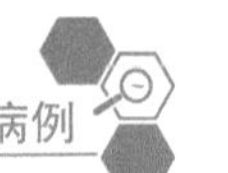

002 念珠菌血症供者器官的临床应用1例

病历摘要

患者，男，39岁。主因“突发意识不清30天”于2018年10月急诊入院。1个月前在单位上班时无明显诱因突然出现意识不清，被送入当地医院查头颅CT示脑出血。入院后行“开颅血肿清除术”，术后持续昏迷状态，为进一步治疗转入我院。入院查体：体温36.3 ℃，心率124次/分，呼吸15次/分（呼吸机支持），血压119/76 mmHg。头颅左侧骨窗张力高，脑组织向外膨出。双侧瞳孔直径约左：右=3.0 mm：4.5 mm，均无对光反射，双肺可闻及湿啰音，四肢未见自主活动。辅助检查：（2018年9月19日）头颅CT示左侧基底节区见一不规则高密度影，量为60～70 mL，双侧脑室受压，中线右偏。患者入院后给予心电监护、呼吸机辅助呼吸，头孢他啶他唑巴坦钠抗感染，脱水降颅压、化痰、抑酸等综合治疗。入院留取血培养等化验检查，血常规：WBC 11.03×10^9/L，N% 83.2%，HGB 99 g/L，PLT 360×10^9/L。患者为脑疝晚期，循环不稳定，入院2天后家属放弃抢救，签署“中国人体器官捐献登记表”，当日按脑心双死亡供体标准紧急获取肝脏、肾脏，并于当日完成肝、肾移植手术。术后当日检验科回报入院时血培养结果为近平滑念珠菌感染。立即给予肝肾移植受者抗真菌治疗1～2个月，

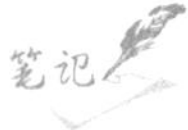

所有受者均未发生侵袭性真菌病，皆顺利康复出院。

病例分析

近年来念珠菌血流感染已成为住院患者最常见的侵袭性真菌病。在我国，根据中国医院侵袭性真菌病监测网（China Hospital Invasive Fungal Surveillance Net，CHIF－NET）2009—2010 年数据显示，念珠菌属导致 93.5% 的真菌血流感染。目前认为，本病发生的危险因素包括广谱抗菌药物、全身糖皮质激素或免疫抑制剂的长期使用，中心静脉导管或腹腔引流管置入等侵入性诊疗操作等。念珠菌血流感染指血标本（外周静脉血或经中心静脉置管采血）培养念珠菌阳性，临床上有与之相关的症状和体征，并排除标本污染的可能。念珠菌多部位定植被认为是本病发生的重要基础。一般认为，念珠菌血流感染的发生机制为多种诱因导致的胃肠道黏膜、皮肤等屏障功能受到显著破坏，局部正常菌群紊乱，诱发定植的念珠菌过度增殖。念珠菌入血途径为经过受损的胃肠道黏膜或经中心静脉导管带入，后者不仅血流感染时间延长，亦可局部形成菌栓，造成全身播散性真菌病。

目前由于供体短缺，边缘器官供者的利用越来越多。该患者入院后有发热，体温高达 38.4 ℃，血常规：WBC 11.03 $\times 10^9$/L，N% 83.2%，给予头孢他啶他唑巴坦钠抗感染治疗后体温降至正常，抗感染治疗有效，根据 2013 年美国移植协会《实体器官移植感染疾病诊疗指南》符合器官捐献标准。

患者入院时取自不同部位的四份血标本在入院第 3 天检验科电话通知血培养真菌阳性，第 4 天结果回报为“近平滑念珠菌”。患者长期卧床，颅脑手术及深静脉穿刺导管等有创操作，长期应用广

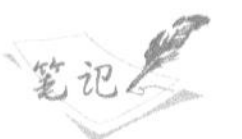

谱抗生素等病史，入院第2天体温高达38.4℃，伴有感染症状，血标本采集均按无菌原则可排除标本污染可能。因此，念珠菌血流感染诊断明确。

因器官获取时血培养结果尚未回报，入院第3天移植手术完毕后检验科电话通知血培养结果真菌培养阳性。术后立即对一肝、两肾三位受体按照中国《实体器官移植患者侵袭性真菌感染的诊断和治疗指南》(2016年版）建议给予预防抗真菌治疗并分别留取血培养送检。其中，肝移植及肾移植受体均使用抗真菌药物进行防治，动态监测血培养情况，3例受体均无近平滑念珠菌感染情况发生，康复出院。

病例点评

供者体内存在的活动性全身真菌感染是移植的禁忌证。由于目前可获得的供体器官缺乏，而等待移植患者人数日益增长，边缘供者也逐步进入移植考虑之列。本例患者入院后有发热，白细胞计数高，肺部有湿啰音，考虑肺部单一器官感染给予抗感染治疗后有效，因此可作为器官捐献供体；其次，因血培养结果存在滞后性，当移植手术完成后血培养结果回报为念珠菌感染。立即根据中国《实体器官移植患者侵袭性真菌感染的诊断和治疗指南》(2016年版）及美国感染病学会（IDSA）2016年《念珠菌病处理临床实践指南》给予抗真菌治疗，三位受者中无一例发生侵袭性真菌病(invasive fungal disease，IFD)，均取得满意临床效果。

（尹利华　韩永仕）

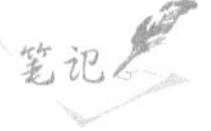

003 婴幼儿间心脏死亡器官捐赠供肝肝移植1例

病历摘要

患儿，女，7个月。体重5 kg，ABO血型为B型。原发病为先天性胆道闭锁。入院时患儿皮肤巩膜重度黄染伴有腹水，化验肝功能结果显示：TBIL 311. 3 μmol/L，DBIL 177. 4 μmol/L，ALB 30. 5 g/L。肝功能Child分级C级。供者为女性，2岁，ABO血型为B型。供者因呼吸功能衰竭以潜在器官捐献供体收入我院。供者出现心跳停止确认临床死亡后，采用肝、肾联合切取的方法获取供肝的重量310 g。

手术采用经典非转流原位肝移植术式。按常规游离病肝，阻断门静脉、肝上下腔静脉及肝下下腔静脉，用5－0可吸收缝线吻合供、受者的肝上下腔静脉，6－0可吸收缝线切除病肝。供肝置入，吻合供、受者的肝下下腔静脉。修剪供肝和受者的门静脉端成弧形，然后用7－0可吸收缝线行端端吻合。以7－0血管缝合线将供者的腹主动脉襻与受者的肝动脉－胃十二指肠动脉汇合处血管襻行端端吻合，供肝胆总管与受者的空肠行Roux－en－Y胆肠吻合术，胆管内放置细硅胶管行内引流。术中门静脉开放前静脉滴注甲泼尼龙10 mg/kg，术后逐渐递减至口服2 mg/d，并维持3个月。术后抗排斥方案：他克莫司（FK506）+吗替麦考酚酯+甲泼尼龙。

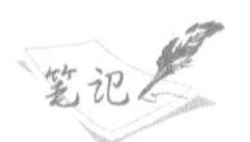

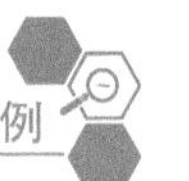

患儿于术后 5 h 清醒，脱离呼吸机，于术后 8 h 拔除气管插管。术后第 3 天转入普通病房。术后第 1 天，化验肝功能：ALT 58 IU/L，AST 39 IU/L，TBIL 53.6 μmol/L。术后 6 周复查肝功能：ALT 93 IU/L，AST 58 IU/L，TBIL 8.0 μmol/L，DBIL 2.1 μmol/L，FK506 浓度 11.5 ng/L。随访 12 个月，肝肾功能正常，肝脏超声检查未见异常。

病例分析

儿童肝移植的类型主要有全肝移植和部分肝移植。由于受体积的限制，3 岁以下的婴幼儿行全肝移植时，供肝来源于婴幼儿或年龄较小的儿童；行部分肝移植时，供肝来源多为成人。手术方式有活体肝移植、减体积肝移植和劈离式肝移植。在欧美国家，儿童间全肝移植占儿童肝移植的比例很高，可达 50%～80%。美国器官获取与分配网络提供的资料显示，2002 年 1 月至 2012 年 3 月，儿童间全肝移植达到 3175 例。而亚洲国家报道儿童间全肝移植较少。

婴幼儿间全肝移植较部分肝移植更有优势，如供肝与受者的体积匹配，血管等口径相符，较少出现流出道梗阻和扭转等并发症。有文献报道，全肝移植后血管和胆管并发症较部分肝移植者低，存活率较部分肝移植者高。婴幼儿间全肝移植技术较接近成人肝移植术，但也有其自身特点。通过本例婴幼儿间心脏死亡器官捐献（DCD）供肝肝移植，我们体会到以下四点内容：①血管吻合采用可吸收缝线或采取间断吻合，为组织生长留有空间，避免远期吻合口狭窄。②门静脉可做弧形修剪，以扩大吻合口，避免吻合口狭窄，也可采取供、受者间“侧侧吻合”的方式。③婴幼儿供肝的胆道较细，多需胆肠吻合，但常规胆肠吻合难以实施，可采取胆管内放置引流管置入肠管包埋的方法重建胆肠引流。修整供肝时肝门及胆管

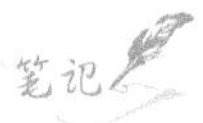

周围不要过多修剪，以确保其血液供应。④最好在放大镜下实施吻合。

婴幼儿肝移植后免疫抑制方案可以 FK506 为基础联合用药，目前术后不同阶段的 FK506 浓度维持水平尚无统一标准。我们认为婴幼儿肝移植后 FK506 初始剂量可为成人的 2 倍，维持血药浓度略高于成人治疗窗，但应注意过度免疫抑制所致的感染等并发症。

病例点评

婴幼儿间 DCD 供肝肝移植可有效缓解供肝短缺难题，适用于儿童间全肝移植，安全可行。婴幼儿间 DCD 供肝肝移植的胆肠吻合较常规胆肠吻合难度大，通过放大镜下实施吻合及胆管内放置引流管进行重建胆肠引流等方法可有效解决。国内婴幼儿间 DCD 供肝肝移植的报道较少，肝移植术后的免疫抑制方案有待进一步探索。

（陈新国）

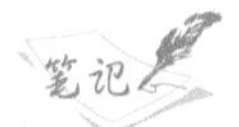

肝移植治疗少见肝病病例

004 活体肝移植腹腔镜供肝切取应用1例

病历摘要

患者，男，31岁。因其儿子患有胆道闭锁，肝硬化失代偿需行肝移植治疗，为行“活体肝移植术”入院，术前完善各项检查，患者身体状况良好，各项指标正常，可以作为健康供者。通过伦理会审核，符合活体肝移植要求。于2015年10月26日在我院全麻下行活体肝脏移植手术，供者捐献肝脏左外叶（210 g），供体手术采用

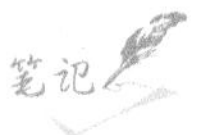

全腹腔镜方式（图 1），患者取 30°头高脚底仰卧位，双下肢展开 45°；以肚脐为中心，五个穿刺孔扇形展开。制造气腹，置入腔镜器械，游离左外叶韧带，游离第一肝门左侧部，骨骼化左侧肝门，管道暂时不离断以保证移植物血运正常，超声刀配合双极电凝及 CUSA 刀分离肝脏实质。做好供体游离后，建立好下腹部隐蔽小切口（耻骨联合上缘，图 1A）取出通道，再行移植物血管离断，最大限度减少热缺血时间。手术操作顺利，供体手术时间 6 h，出血 300 mL，未输血。术中患者生命体征平稳。术后给予常规保肝、抗感染等药物治疗，供、受者双方顺利恢复出院。术后随访至 4 年余，供、受体肝肾功能正常，未出现相关并发症及其他特殊问题，工作、学习、生活状态良好。

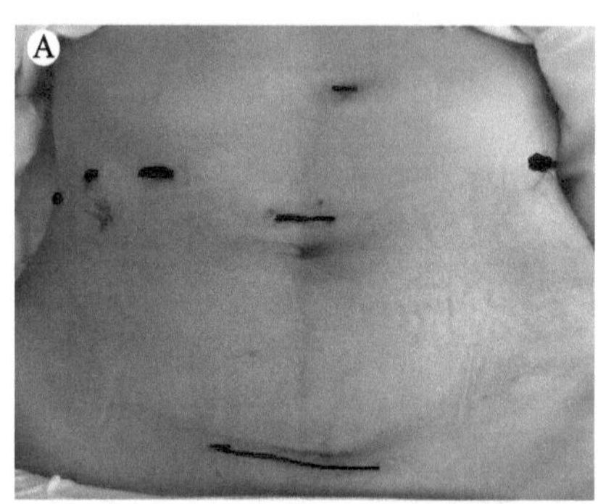

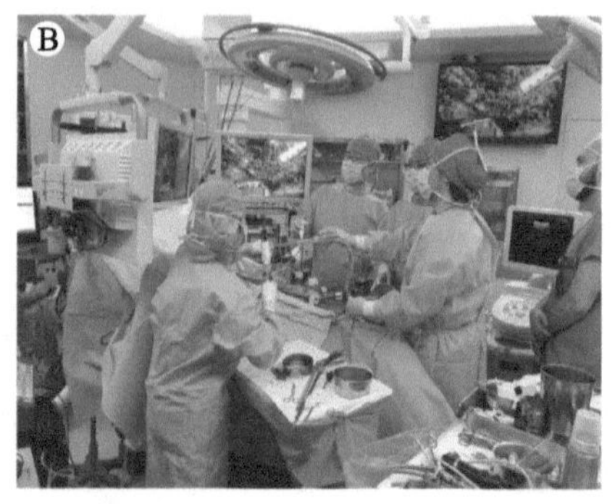

A. 定位腹腔镜切口位置；B. 腹腔镜术中操作。

图 1　腹腔镜手术示例

病例分析

胆道闭锁是一种较为少见的新生儿疾病，也是小儿胆汁淤积性肝病的主要病种。大多数胆道闭锁需要行肝移植手术治疗，并且是胆道闭锁唯一的治愈手段。肝移植活体肝脏移植是主要手术方式，多数由患儿父母提供肝脏。近 5 年前来小儿肝移植在我国取得了跨

笔记

越式的发展，手术数量及质量不断提升，尤其活体移植腹腔镜手术获取供体器官成为发展的趋势与共识。

腹腔镜手术技术与传统开放式手术相比，是新发展起来的微创方法，是未来手术方法发展的必然趋势。随着医学水平进步，医生操作的娴熟，使得许多开放性手术被腹腔镜手术所取代。本例活体肝脏移植采用全腹腔镜术手获取供者捐献的部分肝脏。与传统开腹手术相比，供体恢复快，移植物管道条件合适，冷、热缺血时间短，受体手术不受影响。我们的经验是在移植物获取过程中应注意对移植物的保护，避免血管、胆道、器官实质的损伤，包括：①游离过程中发挥腹腔镜视野清晰、精准优势，管道预留要充足，既保证离断时闭合器有充足的操作空间，闭合可靠，又能预留充分长度利于受体的吻合、重建。②肝动脉、门静脉、胆道采用 hemolock 封闭近端，剪刀离断远端，避免管路损伤继而影响受体手术，减少术后相关并发症；肝静脉离断采用直线切口闭合器，注意供体侧应预留充分血管长度，利于供体后台重建及吻合。③肝实质离断时 3 mm 以下管道均可应用超声刀闭合，口径较粗者应钛夹夹闭甚至缝合，避免术后胆漏、出血等情况发生。④移植物经取物袋取出后迅速降温灌注，同时后台修整血管、胆道备移植用，尤其是门静脉、肝静脉长度、口径等方面做好与受体血管相匹配的整型。

活体肝移植供肝者均为健康人群，腹腔镜可操作性强，手术创伤小，供体恢复快，易被医患双方所接受。同时在移植物保护、解剖精准、腹腔脏器干扰、出血量、伤口美观等方面更具有优势，有利于活体移植手术开展。近年来国内多家医院在肝、肾活体移植供体手术中采用腹腔镜获取方式，而国外活体肝移植中采用腹腔镜手术获取供肝左外叶已成为常规方式。据文献统计，供体并发症发生率与死亡率在腹腔镜与传统开放式手术方式之间无明显差异。

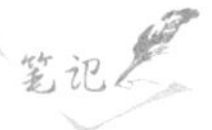

病例点评

微创外科、器官移植、基因与生物工程，并称为21世纪医学发展的三大主流。医学的进步伴随着多学科的发展，手术方式的改进，对于疾病的诊治有了更好的效果，目的是使的更多的患者获益。

目前儿童器官捐献普遍较少，所以儿童肝移植多数依赖活体肝移植来缓解供需矛盾。活体移植的发展有利于扩大供体池，为更多肝病患者带来治愈疾病的可能。腹腔镜技术在儿童活体肝移植供体获取中的应用，提高了供体手术的安全性和可接受程度，有利于儿童活体肝移植的创新和发展。

（游波　李威）

005 活体肝移植治疗亚洲人群B型尼曼匹克病1例

病历摘要

患者，男，21岁。ABO血型O型。因“腹胀20余年，加重伴双下肢水肿2个月”入院。既往史：患者1岁时出现腹胀，B超发现肝脾肿大，因病因不明未做特殊处理。12岁时化验外周血白细胞

中鞘磷脂酶水平低于正常值，诊断“尼曼匹克病”。家族史：父亲体健，母亲为尼曼匹克病基因携带者，姐姐诊断“尼曼匹克病”，15 岁时死亡。患者 21 岁时腹胀加重伴双下肢水肿，B 超提示“肝脏弥漫性损害，巨脾，大量腹水”，遂入我院治疗。入院化验：血常规 WBC 1.81×10^9/L，N% 46.8%，PLT 21×10^9/L，HGB 49 g/L；生化 ALT 23 IU/L，AST 28 IU/L，TBIL 44.6 μmol/L，DBIL 27.7 μmol/L，ALB 22.6 g/L。凝血四项：PT 20.7 秒，PT% 39.6%，INR 1.77，APTT 80.0 秒。查体：腹膨隆，肝脏肋下未触及，脾脏肋缘下约 10 cm，移动性浊音(+)，双下肢重度水肿。神经系统查体无异常。腹部超声提示:肝脏实质粗糙，弥漫增强，巨脾“满天星”样回声改变。腹部 CT 提示肝硬化，脾大、腹水、静脉曲张，右侧胸腔积液。诊断：尼曼匹克病 B 型，肝硬化失代偿期。遂于 2012 年 10 月在全麻下行活体肝移植手术，供者为患者母亲，血型 O 型，捐献左半肝。术中可见病肝结节硬化，胆汁淤积呈棕褐色。术后病理报告：受者（病）肝、脾脏符合尼曼匹克病的肝脏和脾脏改变。肝移植术后免疫抑制剂方案：普乐可复+吗替麦考酚脂+肾上腺皮质激素。同时术后给予抗感染、营养支持、抑酸等治疗。术后 1 月复查血常规、肝肾功能及凝血等指标接近正常，腹部超声显示移植肝血流及声像图均未见异常，患者康复出院。术后 5 年随访：复查血常规、肝肾功均正常，患者预后良好。

病例分析

尼曼匹克病是一种常染色体隐性遗传病，属脂质代谢紊乱性疾病。其发病极为罕见，是由于酸性鞘磷脂酶（acid sphingomyelinase，ASM）缺乏，引起神经鞘磷脂在细胞和组织中累积，从而引发临床

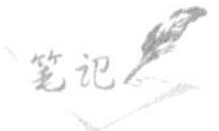

上一种条件性致病的先天性代谢遗传病。尼曼匹克病可分为 4 个不同类型（A ~ D）。A 型：首先在婴儿时期出现神经退行性病变，以进展性精神运动发育迟缓为主要特点并伴随器官衰竭，肝脾肿大，最终在 2 ~ 3 岁时死亡。B 型：以肝脾肿大，血小板减少，间质性肺病，血脂异常（动脉粥样硬化样脂质改变，以及冠状动脉病史）并伴或不伴轻微的神经病学改变为主要特点。B 型通常在儿童时期由于肝脾肿大被诊断该病，存活时间可达到成人阶段。C 型：为鞘磷脂酶正常类型，在新生儿中的发病率是 1/12 万，包括新生儿出生后短期内的致命性疾病，到成年后发病的慢性神经退行性疾病。D 型：较其他 3 型罕见，大多数人在 4 ~ 10 岁期间出现较明显的神经系统症状，其中较为突出的特点是眼部缺乏自主垂直运动能力，存活年龄在 11 ~ 22 岁不等。

本例患者于婴儿期发病，临床症状以进行性肝脾肿大及腹胀加重，并伴随上消化道出血，凝血功能差，脾功能亢进，双下肢水肿，肝硬化失代偿等为主要表现。实验室检查：白细胞，血小板，血红蛋白明显降低，凝血功能差；外周血白细胞中鞘磷脂酶水平低于正常范围。腹部超声提示肝脏实质粗糙，弥漫增强，巨脾“满天星”样回声改变。术后病理显示患者（病）肝及脾脏符合尼曼匹克病的肝脏和脾脏改变，故尼曼匹克 B 型诊断明确。

我们为本例尼曼匹克 B 型患者成功实施了活体肝移植手术，供肝由患者母亲提供，其母亲为尼曼匹克病隐性基因携带者，术前评估充分，无明显手术禁忌证。移植肝与受体体重之比（graft - recipient weight ratio，GRWR）接近 0.8%，故切取供体左半肝。由此证明尽管供者为尼曼匹克病隐性基因携带者，但术前评估符合供肝条件者可作为供者。对于尼曼匹克 B 型患者实施亲体肝移植的疗效较好。

笔记

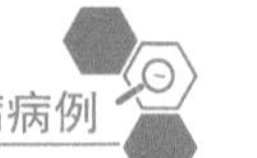

病例点评

活体肝移植成功治疗 B 型尼曼匹克病，国内外罕有同类报道。本例显示肝移植能够改善尼曼匹克 B 型患者的生活质量及预后，并且尼曼匹克病隐性基因携带者作为供体是安全可行的，活体肝移植扩大了供体来源，缓解了供体紧张。尤其是在尼曼匹克病患者病情危重之时，活体肝移植可以挽救患者的生命。但长期随访、监测鞘磷脂酶水平及肝功能等血液学指标对于评估患者预后仍十分重要。

（陈新国）

006 肝移植治疗朗格汉斯细胞组织细胞增生症 1 例

病历摘要

患者，男，26 岁。因多饮、多尿伴皮肤巩膜黄染半年，间断发热 4 个月入院。每日尿量 5000 ~ 8000 mL。入院后化验肝功能：ALT 764 IU/L，AST 617 IU/L，GGT 1727 IU/L，ALP 2098 IU/L，TBIL 599. 0 μmol/L，DBIL 324. 9 μmol/L。肝炎筛查阴性，肝脏肿瘤标志物阴性，自免肝抗体均阴性。头颅鞍区增强 MRI：垂体后叶短 T1 信号未见明确显示。胸部 CT：双中上肺多发肺大泡。腹部 CT：肝

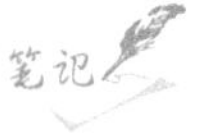

硬化，肝内多发脓肿灶。MRCP：肝内外胆管广泛扩张，粗细不均，管壁不光滑，管腔内多发低信号充盈缺损。骨扫描示第 1、第 2 腰椎、右髂骨近骶椎、双胫骨上端异常所见。腰椎 CT：第 2 腰椎椎体可见骨质破坏。腰 2 椎体穿刺活检病理显示：AE1/AE3（–），CD68（+），CD1a（+），S–100（+），符合朗格汉斯细胞增生侵犯。综合分析诊断为朗格汉斯细胞组织细胞增生症（langerhans cell histiocytosis，LCH），并累及肝脏胆管、骨骼、垂体等多个靶器官。由于肝硬化、肝功能衰竭危及生命故行原位肝移植手术，手术顺利，肝脏病理显示：肝组织弥漫性窦内不成熟小圆细胞浸润，考虑为 LCH。术后 4 周化验肝功能：ALT 32 IU/L，AST 16 IU/L，GGT 41 IU/L，ALP 76 IU/L，TBIL 17 μmol/L，DBIL 9.8 μmol/L，肝功能恢复正常，垂体病变导致的尿崩症亦有明显好转，患者恢复顺利并出院。出院后患者至外院化疗进一步治疗 LCH，病情得到有效控制。

病例分析

朗格汉斯细胞（Langerhans cells，LC）是一种树突状细胞，正常情况下分布于皮肤、黏膜、胸腺、脾脏、淋巴结等部位，朗格汉斯细胞组织细胞增生症是组织或器官中朗格汉斯细胞异常浸润而导致多系统病变的综合征。在儿童及青少年中多见，成人中少见，发病率为 1～2/百万，其临床表现复杂，极易误诊、漏诊。

LCH 患者确诊年龄、受累器官数目和功能受损情况与预后密切相关，多脏器受累并有器官功能严重失调者预后较差。成人 LCH 肝脏病变主要表现为以碱性磷酸酶、γ–谷胺酰转肽酶增高为主的肝功能指标异常，胆管受侵，肝脏淤胆肿大或者硬化。当朗格汉斯细胞侵犯肝脏时，早期可表现为组织细胞浸润增多的小结节或肝体

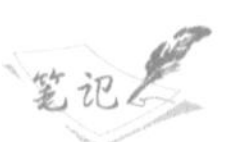

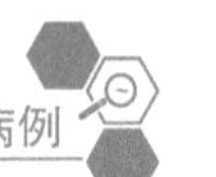

肿大，病理可见朗格汉斯细胞弥漫性增生浸润，此时对化疗或免疫治疗反应较好；晚期可见胆管破坏、纤维化增生，进展至硬化性胆管炎、胆汁性肝硬化、肝功能衰竭，部分影像学上表现为肝内外胆管节段性狭窄或局灶性扩张。本例患者化验检查符合晚期表现，提示预后不良。

有研究表明，LCH 有无肝脏侵犯可作为判断预后的独立影响因素，故该病早期确诊尤为重要。LCH 明确出现肝脏受累，应尽早加用熊去氧胆酸合并依托泊苷 + 泼尼松为主的化疗方案。若发展至肝硬化、肝功能衰竭时，肝脏移植可能是唯一有效的治疗方法。

病例点评

本例患者肝脏影像学提示肝脏胆管弥漫性病变，硬化性胆管炎表现，肝功能明显异常，GGT、ALP、TBIL 及 DBIL 均显著升高，证实有 LC 胆管侵犯，换言之患者肝功能变化为 LCH 累及肝脏所致，已经发展至肝功能衰竭期，以熊去氧胆酸为主的药物保守治疗已经不能缓解，因肝功能问题亦不能耐受化疗。且同时存在骨骼、垂体等多个靶器官损害，有尿崩症表现，肝移植是唯一能挽救生命的治疗方法。本例患者术后肝功能恢复正常，全身状况明显好转，能耐受 LCH 的进一步治疗。肝脏移植挽救了患者的生命，为 LCH 的继续治疗创造了条件。术后经过化疗，最终患者 LCH 得到了有效控制。目前世界范围内因 LCH 行肝移植手术治疗的病例极少，患者预后及其他靶器官病情变化有待长期随访观察。

（路宾　吴凤东）

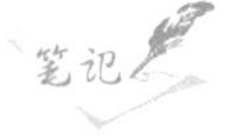

007 肝移植治疗肝性脊髓病 1 例

病历摘要

患者，男，45 岁。因发现乙型肝炎 10 年，双下肢僵硬伴乏力 3 个月入院。既往史：患者 1995 年体检时发现乙肝，未行正规治疗。2002 年 5 月查体发现“肝硬化，门静脉高压”，行“脾切除、贲门－胃底周围血管离断术”。2003 年 9 月出现头晕加重，双下肢僵直伴乏力。查体：神志清，精神可。胸部散在蜘蛛痣，乏力。双下肢活动受限，肌力Ⅲ级。膝、腱反射亢进，踝震挛、髌震挛阳性，提睾反射、腹壁反射阴性。术前 B 超检查显示：①肝硬化，门静脉血栓；②脾脏切除术后。实验室检查显示：肝炎六项中 HBsAg、HBeAg、HBcAg 均为阳性；肝功能 ALT 45.0 IU/L，AST 60.0 IU/L，TBIL 40.6 μmol/L，DBIL 20.9 μmol/L，IBIL 12.7 μmol/L，ALB 34.0 g/L；血氨 220 μmol/L；铜蓝蛋白指标正常。头颅 MRI 和脊髓 MRI 未见异常。入院诊断：①乙肝后肝硬化失代偿期；②肝性脊髓病（脊髓病期）。患者入院后完善术前准备，于 2004 年 1 月实施原位肝移植术，术后定期随访至今，恢复良好。

病例分析

肝性脊髓病（hepatic myelopathy，HM）是肝硬化晚期少见的神经系统并发症，发病率约 0.25%，临床特征主要为双下肢

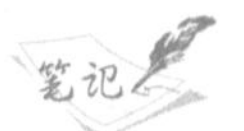

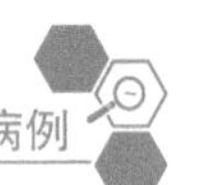

渐进性痉挛性瘫痪，大部分患者合并肝性脑病，一般不伴感觉及括约肌功能障碍。Ziere 等结合尸检对 HM 的神经病理进行过详细描述，并提出 HM 为脊髓锥体束脱髓鞘病变。目前，临床上对于 HM 缺乏有效的内科治疗方法，预后不良。但相当一部分患者通过施行肝移植手术获得满意疗效，并能恢复独立行走能力。

肝性脊髓病多见于门脉高压症行门脉分流术或自发性门体分流患者。在慢性肝病的基础上发病隐匿，临床表现为神经系统损害，多数患者临床表现为下肢运动障碍，一般以单侧下肢僵硬、活动受限为首发症状，双下肢无力、步态不稳，逐渐累及对侧下肢，肌力减退、肌张力增高，形成双侧对称性痉挛性截瘫，严重者失去行走能力。肢体感觉一般正常，痛触觉正常，完全截瘫少见，一般无括约肌功能障碍。查体伴有腱反射亢进、髌阵挛、踝阵挛及锥体束征阳性。肝性脊髓病的诊断需符合以下条件：有急慢性肝病病史，可有反复发作的肝性脑病病史；机体存在门体分流和（或）行门腔分流术、断流术等手术；有神经症状表现；脑脊液正常或蛋白轻度升高，血氨升高，脑电图异常，肌电图呈上运动神经元损害。本例患者既往有肝病、肝硬化失代偿及肝性脑病发作病史，存在门体分流，血氨升高，临床表现及体征基本符合上述条件，可排除肝豆状核变性及神经系统自身病变，故诊断明确。

国内外研究表明，患者自出现肢体运动障碍到实施肝移植手术的时间及患者术前肌力，与患者术后的恢复密切相关。本例肝性脊髓病患者术前肌力Ⅲ级以上，肢体活动障碍的持续时间小于六个月，术后经积极康复锻炼，恢复自主行走能力，肌力也恢复正常，疗效满意。

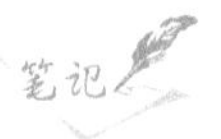

病例点评

肝性脊髓病患者应早诊断早治疗，因此掌握肝移植手术时机十分重要。多数学者认为该病病变进展为轴突变性，或伴脑实质神经细胞损伤，已出现下肢痉挛性瘫痪的患者，即使行肝移植亦无法改善其神经受损的状况。本例患者在进展为痉挛性瘫痪之前实现手术，因此效果较好。由于影响本病进展快慢的原因十分复杂，有待建立肝性脊髓病动物模型，深入探究其分子生物学机制。

（潘宜鹏　李威）

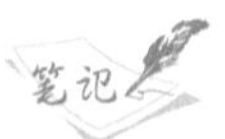

复杂肝脏移植手术病例

008 多米诺肝移植1例

病历摘要

患儿，女，4个月。体重7 kg，血型A型。出生后持续黄疸，外院诊断为“先天性胆道闭锁”。因“皮肤巩膜重度黄染伴严重腹胀”就诊我院。入院时化验生化：TBIL 542.2 μmol/L，DBIL 372.2 μmol/L，血脂正常，肝功能Child C级。于2005年4月行多米诺肝移植（domino liver transplantation，DLT）。DLT供体，男，3岁，体重15 kg，血型A型。患有纯合子家族性高胆固醇血症（homozygous

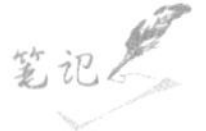

familial hypercholesterolemia，HFH）。全身多发黄色素瘤，术前化验血脂：CH 899 mg/dL，LDL 821 mg/dL。

DLT 手术方式：①DLT 供体手术。DLT 供体自身接受成人尸体供肝左外叶Ⅱ段、Ⅲ段，供肝重 180 g。血管重建方式：供肝左肝静脉与受体左、中肝静脉共干吻合，供肝门静脉左支与受体门静脉主干端端吻合，供肝肝左动脉与受体肝动脉 - 胃十二指肠分叉处血管襻端端吻合。胆管重建方式：供肝左侧肝管与受体肝总管端端吻合。②后台修剪。切取的 DLT 供肝肝中、肝左静脉共同开口与肝右静脉成型为一个大的开口。③DLT 受体手术。DLT 受体按照背驼方式游离切除肝脏，同样将肝中、肝左静脉共同开口与肝右静脉成型扩大。将 DLT 供肝植入，供肝成型后的肝静脉与受体成型后的肝静脉吻合重建流出道，门静脉端端吻合，无肝期 35 分钟。开放血流后，供肝肝动脉主干与受体肝固有动脉端端吻合，结扎受体胃十二指肠动脉，胆总管先天闭塞，结扎远端胆总管遗迹后，进行 Roux - en - Y 式吻合术，放置 T 型胆引管自受体小肠穿出。免疫抑制治疗：术中诱导，琥珀酸甲泼尼龙 100 mg。术后维持治疗：他克莫司 + 泼尼松口服，术后 3 个月停用泼尼松，单用他克莫司，并逐渐减量至目前口服 0.5 mg 每 48 小时。

受体术后定期随访。术后 1 个月出现胆固醇轻度升高，3 个月出现家族性高胆固醇血症，开始口服降脂药物辛伐他汀 5 mg，每日 1 次，增加至目前 10 mg，每日 1 次。术后 1 个月至近 6 年，平均 CH 423 mg/dL（342 ~ 626 mg/dL），LDL 318 mg/dL（229 ~ 402 mg/dL）（图 2，图 3），低于多米诺供体患儿术前水平。手术效果良好（图 4）。受体已随访 14 年，肝功能正常，生长发育正常。

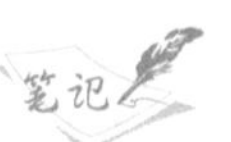

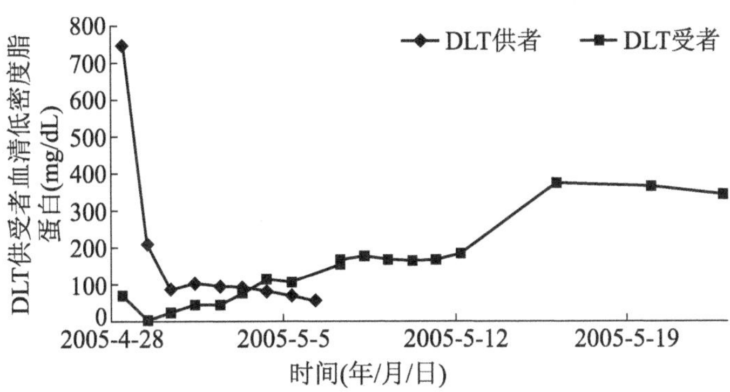

图2　术后1个月DLT供受体血清LDL变化情况

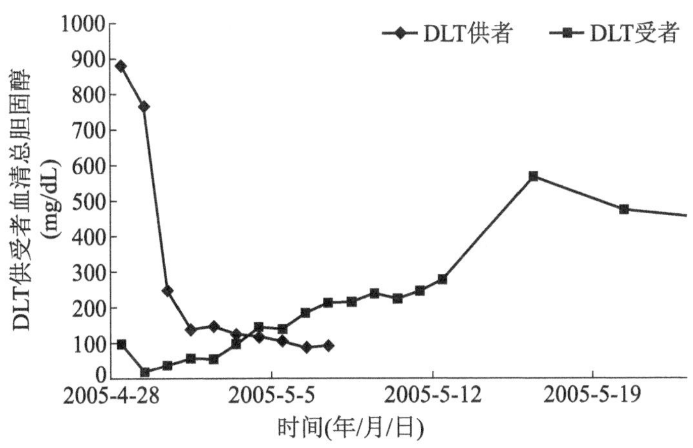

图3　术后1个月DLT供受体血清CH变化情况

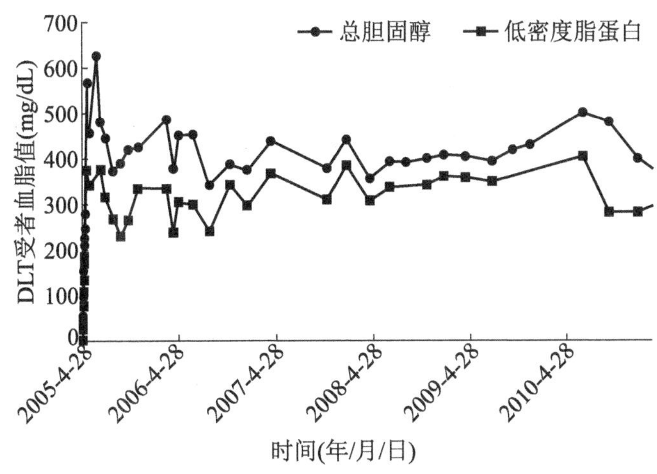

图4　术后6年随访DLT受体血清CH与LDL变化

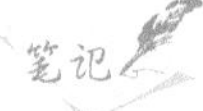

病例分析

随着供肝短缺的加剧，扩展肝移植供体来源的方法逐渐受到重视。多米诺肝移植是指某些肝移植受者切除的肝脏作为供体，移植给另一受者的方法。DLT 可扩大供体来源，但能作为多米诺供体的病种目前均为遗传缺陷引起的代谢性疾病。目前已知有五种疾病的患者可以作为多米诺供肝的来源：家族性淀粉样神经病变（familial amyloid polyneuropathy，FAP），遗传性纤维蛋白原 A－α 链淀粉样变性（hereditary fibrinogen alpha chain amyloidosis），高草酸盐沉积症（primary hyperoxalosis），枫糖尿症（maple syrup urine disease，MSUD），纯合子型家族性高胆固醇血症。首次将家族性高胆固醇血症作为 DLT 供肝是由罗马尼亚布加勒斯特的 Fundeni 医院在 2001 年完成的。

HFH 是一种常染色体隐性遗传病，患者体内缺乏低密度脂蛋白受体（low density lipoprotein receptor，LDL－R），导致血脂异常升高，幼年即出现严重的高胆固醇血症，常在成年以前死于心脑血管疾病，常规降脂药物治疗无效。人体中大部分 LDH－R 存在于肝脏中，故肝移植可以治疗 HFH。本例患儿即患有 HFH，早期表现为血脂异常升高及体表多处脂肪沉积所致的黄色素瘤。HFH 肝脏作为 DLT 供肝的合理性在于肝脏内缺少的 LDL 受体，可由肝外 LDL 受体代偿。理论上讲，肝外 LDL－R 功能正常者，才可接受 HFH 作为 DLT 供肝。而实际操作中，由于评价与测量肝外所有组织的 LDL－R 无法实施，测量受体血脂水平是较为合理与现实的选择。如果受体已经有血脂升高，或者存在着明显的动脉粥样硬化、高血压、糖尿病等心脑血管疾病的高危因素，则不宜接受

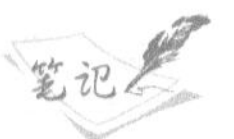

HFH 作为 DLT 供肝。

据国内外报道，已有 2 例家族性高胆固醇血症患者作为 DLT 供肝的肝移植手术。第 1 例是 2001 年 9 月在罗马尼亚布加勒斯特 Fundeni 临床医学院完成的，DLT 供体为 25 岁的女性 HFH 患者。受者随访 7 年，服用阿托伐他汀，血脂保持在正常水平，未出现心血管或动脉粥样硬化病变。另一例为台湾荣民总医院完成于 2007 年 12 月 22 日。DLT 供体为 17 岁的男性 HFH 患者，血清总胆固醇最高 600 ~ 1000 mg/dL。DLT 受体术后服用阿托伐他汀，随访 10 个月，总胆固醇为 201 mg/dL。以上 2 例均采用足量他汀类降脂药物。本例报道的 HFH 作为 DLT 供体的手术，根据手术时间应属第二例。术后随访 14 年，效果良好。DLT 供体的肝移植适应证明确。他汀类降脂药物有致肝功能损伤等不良反应，本例 DLT 受体为婴幼儿，由于他汀类药物剂量和安全性在婴幼儿人群中未完全阐明，因此治疗时仅用小剂量降血脂药物，可能是受体术后血脂轻度升高的原因之一。

病例点评

HFH 可以作为 DLT 的适应证。DLT 受体术后将会出现高脂血症，以总胆固醇和低密度脂蛋白升高为主。如果使用大剂量的降脂药物，可以将血脂控制得更低。本例显示，经过 14 年的随访，受者尚未发现与高脂血症相关的动脉粥样硬化病变等并发症出现。对于血脂正常的受体，HFH 可以作为 DLT 的良好适应证，远期效果良好。

（关兆杰　李威　陈新国）

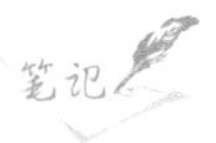

009 共用同一供肝的劈离式肝脏移植1例

病历摘要

患者1，男，15个月，体重10.5 kg。因“发现巩膜黄染6个月”入我院。查体：皮肤巩膜明显黄染，腹部膨隆，腹壁静脉曲张，可触及明显肿大的肝脾，移动性浊音(+)。化验肝功能：ALT 137 IU/L，TBIL 619.6 μmol/L，DBIL 521 μmol/L，ALB 27.5 g/L。凝血：PTA 81.4%，INR 1.14。B超及肝穿结果均符合胆道闭锁表现。儿童终末期肝病模型（pediatric of end - stage liver disease，PELD）评分13.89分。

患者2，男，42岁，体重67 kg。因“发现右肝肿物1周”入我院。既往有乙肝病史。查体无阳性体征。化验肝肾功能正常，AFP 260 μg/L。B超及CT提示肝硬化、右肝Ⅶ段3.5 cm实性占位，提示肝癌。无肝外转移，符合米兰标准。终末期肝病模型（model for end - stage liver disease，MELD）评分1.56分。

两位患者于2008年1月在我院行劈离式肝脏移植。

供肝手术： 供体男性，肝脏质地良好，无脂肪肝，全肝重量1260 g。采用改良体外劈离方式，先于肝十二指肠韧带后方解剖出门静脉左支，然后解剖出肝动脉；用超声吸引手术刀于镰状韧带右0.5 cm处开始劈离肝脏实质，切面在肝中静脉和肝左静脉之间，仔细结扎肝断

面的管道。注意保护肝门组织，减少不必要的解剖，离断肝门板及左肝管，切断门静脉左支，离断肝右动脉，将肝总动脉留给左侧肝，离断左肝静脉。Ⅱ～Ⅲ段移植物 310 g 移植于患者 1，移植物质量与受体体质量比（graft－to－recipient weight ratio，GRWR）2.95%；Ⅰ段、Ⅳ～Ⅷ段移植物 910 g 移植于患者 2，GRWR 为 1.35%。

受体手术： 患者 1 按背驮式肝移植游离并切除病肝。将受体肝左、中、右静脉成型为一共同开口。供肝左肝静脉与受者成型的肝静脉吻合，剖开患儿门静脉左右支并修剪，使其口径与供肝门静脉左支相匹配后端端吻合，无肝期 65 分钟。供受体肝总动脉端端吻合，供体左肝管与空肠行 Roux－en－Y 吻合术。手术时间 17 小时。患者 2 按经典原位肝移植常规游离并切除病肝。供受者肝上、肝下下腔静脉分别端端吻合，供受者门静脉右支端端吻合，无肝期 45 分钟。供受者肝右动脉与肝右动脉、胆管与胆管分别端端吻合，手术时间 13 小时。

2 例患者术后均给予预防感染及支持治疗，采用普乐可复＋吗替麦考酚酯＋甲泼尼龙预防排异反应，注意超声检查监测肝脏血流情况，并给予肠溶阿司匹林片＋低分子右旋糖酐抗凝治疗，预防血栓形成。2 例患者均痊愈出院，随访 5 年，肝功能均正常，无并发症。

病例分析

供肝的短缺使肝移植的发展受到制约，劈离式肝移植（split liver transplantation，SLT）的出现一定程度上缓解了供需的矛盾。劈离式供肝是指全肝经劈离后形成的具有独立功能的移植物。1988 年德国医师 Pichlmayr 最先开始“一肝两受”的 SLT，至二十世纪

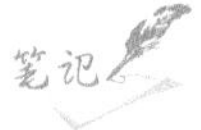

90 年代末已成为欧美等国家常规术式，受体及移植物的存活率达到 95% 和 85%，极大地缓解了供肝的短缺，尤其对于儿童患者。

SLT 成功的关键首先是要正确评估供受者。国内多为脑死亡离体供肝，因此术前可进行全面的评估。对于供肝，要求质地良好，只有血流动力学稳定才能实施劈离，并且无血管、胆道变异，热缺血在 5 分钟内，冷缺血在 10 小时内。此外，只有当供者体重超过 70 kg 时方可进行完整左/右半肝劈离。对拟劈离供肝，要注意移植物节段选择、移植物容积需求及是否存在解剖学变异等。SLT 手术的先决条件是移植物容积充足。GRWR 不低于 0.8%，最好在 1.0% 以上，能保障受体术后安全，防止出现小肝综合征。同时因为儿童体重轻，供肝过大会导致供肝门静脉血液灌注不足，因此要求儿童 GRWR 小于 4.0%。受者 MELD 评分最好 <25 分。本例供、受者均满足上述条件。

供肝劈离及置入应尽量避免外科手术并发症的发生。劈肝过程使用超声吸引刀，对需要离断的管道系统逐一结扎，可减少创面出血和胆漏的发生。左肝动脉较细，应尽可能将肝总动脉留给左供肝，便于动脉重建，并用显微外科技术进行吻合，以减少内膜损伤。对于断面的小胆漏，引流通畅后可自愈。因为儿童受者所接受的左侧供肝体积往往明显大于其自身左肝体积，因此进行肝左静脉流出道重建、门静脉重建时，要充分考虑这些变化的影响，防止血管受压和扭曲。可用胆道探子探查供肝胆道有无变异，必要时可进行胆道造影。本例通过采用以上措施，未发生上述并发症。

病例点评

笔记

严格掌控供受体选择标准和尽量减少外科手术并发症有助于成

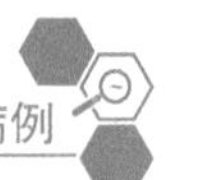

功实施 SLT。本例儿童受者的肝左、中、右静脉整形为一共同吻合口，术后可避免发生流出道梗阻。对肝Ⅴ段、Ⅷ段或直径 >0.5 cm 的回流肝静脉进行重建，防止小体积移植物的损伤致小肝综合征。接受右半肝的成人受者，为了增加左半肝有效供肝体积可将肝中静脉、下腔静脉留给左侧肝，肝Ⅴ段、Ⅷ段回流肝静脉与受者下腔静脉搭桥吻合。总之，随着肝移植技术的日益成熟，对符合条件的供体和受者进行 SLT 是安全可行的。

（陈新国）

010 ABO 血型不合肝移植治疗慢加急性肝衰竭患者 1 例

病历摘要

患者，女，42 岁，ABD 血型为 B 型。主因“巩膜黄染 3 周，嗜睡 2 天”急诊收治入院。既往史：12 年前发现乙肝表面抗（HBsAg）性。入院化验肝功能：ALT 43 IU/L、AST 61 IU/L、GGT 52 IU/L、ALP 125 IU/L、TBIL 657.7 μmol/L、DBIL 366.6 μmol/L。凝血：INR 2.61，PT 31.9s，PT% 16.6% 。CT 提示肝脏密度欠均匀，肝脏灌注不均；脾大，腹水。诊断：慢加急性肝衰竭，乙肝后肝硬化（失代偿期），肝性脑病Ⅲ期。保守治疗效果差，病情进行性加重。因无 B 型供体，为挽救生命，选择跨血型 A－B 移植。血

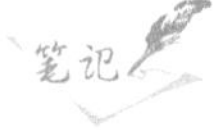

液抗 A 凝集素 IgM 效价为 1∶64；IgG 效价为 1∶128。患者进入手术室前使用2000 mL AB 型血浆置换，置换后 3 h 复查抗 A IgM 效价为1∶4；IgG 效价为 1∶32。术中未切脾，免疫诱导方案：美罗华500 mg + 甲强龙 500 mg。术后 1 周复查血液凝集素抗 A IgM 阴性；IgG 效价为 1∶4。术后采用三联免疫抑制方案：他可莫司（FK506）+吗替麦考酚酯（MMF）+甲强龙，甲强龙每日递减。甲强龙维持量：术后第 1 个月，12 mg/d；术后第 2 个月，8 mg/d；术后第 3 个月，4 mg/d；术后第 4 个月停用。FK506 维持量：术后 3 个月，7～8 ng/mL。术后 6 个月停用 MMF，复查血液凝集素抗 A IgM 效价为1∶8；IgG 效价为 1∶4，B 细胞计数 29 cells/μl。无排斥反应、胆道及血管等并发症。

病例分析

供受体之间 ABO 血型相符是实施器官移植的一个基本条件。然而，因肝脏是“免疫特惠”器官，加之供肝缺乏和患者病情危重，为挽救生命有时临床被迫选择行 ABO 血型不相容肝移植。

ABO 血型不相容时，受体的抗体与供肝血管内皮细胞及胆管上皮细胞抗原结合，可引起术后排异反应、血管及胆管并发症，甚至发生微血管栓塞，导致移植肝缺血坏死。文献报道 ABO 血型不相容肝移植患者肝动脉或门静脉栓塞发生率为 25%～50%，胆道并发症发生率为 20%～80%，肝叶坏死脓肿发生率为 8%～20%。为有效避免上述并发症，应注意以下几点：①对于术前血液凝集素效价大于 1∶64 者，进行血液滤过时，应采用不含 anti－A、anti－B 的血浆置换受者血浆，即与供体血型相同或 AB 型新鲜冰冻血浆（fresh frozen plasma，FFP）。血浆滤过可以降低术

笔记

后血清凝集素水平而减少排异反应。②美罗华是人鼠嵌合的抗CD20抗体，目的是清除受体B细胞，包括记忆性B淋巴细胞，降低抗体介导的排斥反应的发生率。③免疫抑制剂方案。术中使用美罗华诱导，术后选择三联免疫抑制方案即FK506＋MMF＋甲强龙，术后甲强龙递减速度慢，维持时间长，FK506浓度也保持在治疗窗高限。④脾切除可以减少B细胞，降低抗体介导的排异反应，提高患者及移植物存活率。但术中切除脾脏可引起机体创伤，致使手术延长，引发出血等并发症，可依据实际情况选择进行。⑤供体选择及衔接：保证供体肝脏质量，热缺血时间尽量短，尽可能控制冷缺血时间小于8小时，如果估计冷缺血时间较长，应该争取在途中用UW液补灌一次。⑥改善氧供：术后ICU期间，可采用机械通气、吸氧，及时抽放胸腔积液、控制液体量、利尿及预防肺部感染等综合措施改善肺功能，保证氧饱和度持续大于95%，以保证肝细胞和胆道上皮细胞的供氧。

我们为本例慢加急性肝功能衰竭患者成功实施了ABO血型不相容肝移植，取得满意疗效，挽救了患者生命。随着肝移植相关技术不断提高和患者预后的逐渐改善，等待肝移植的人数在迅速增加，而供体短缺问题则日益突出，全球范围内移植器官呈现严重短缺的状态。供需之间的巨大矛盾促使医务工作者不断寻求各种解决途径扩大供体来源。ABO血型不相容肝移植实施能在一定程度上救治病情危急的肝移植等待患者。

病例点评

本例患者慢加急性肝功能衰竭，虽然经内科保守治疗，但是黄

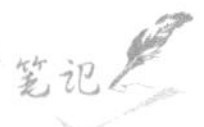

染进行性加重，并出现肝性脑病，MELD 评分 40.68 分。患者病程进展迅速，若继续等待同血型供体，就会丧失移植机会而死亡。ABO 血型不相容肝移植适用于危重肝病患者的紧急救治，通过术前采用血浆置换或血浆双重滤过等血液净化处理可降低受者血液中凝集素效价。选择质地良好供肝，术中使用美罗华诱导及术后三联免疫抑制方案，亦可达到满意疗效。

（王维伟　吴凤东）

011 肝移植治疗乙肝肝硬化失代偿合并门静脉Ⅳ级血栓 1 例

病历摘要

患者，男，58 岁。1996 年无明显诱因出现乏力，检查发现“小三阳”，2003 年检查提示肝硬化，2004 年因“肝硬化，门静脉高压症”在当地医院行“脾切除 + 门奇静脉断流术”，术后乏力、纳差情况加重，间断出现黑便，入院前一个月出现呕血伴柏油样大便，今为进一步治疗来我院。化验：ALT 80 IU/L，ALB 30 g/L，TBIL 300 μmol/L，PT% 30%。腹部彩超提示：肝硬化、门静脉血栓。腹部 CT：肝硬化、门静脉肠系膜上静脉广泛血栓（图 5）。入院诊断：慢性肝功能衰竭、乙肝后肝硬化（失代偿期）、门静脉Ⅳ级血栓。于 2006 年 2 月行原位肝移植手术，术中见门静脉、肠系

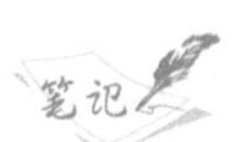

膜上静脉充满陈旧机化血栓，取栓后门静脉血流量不足，遂采用供者门静脉与受者曲张冠状静脉吻合，术后供者门静脉血流好（图6），肝功能指标恢复正常，术后一个月出院。移植术后6个月复

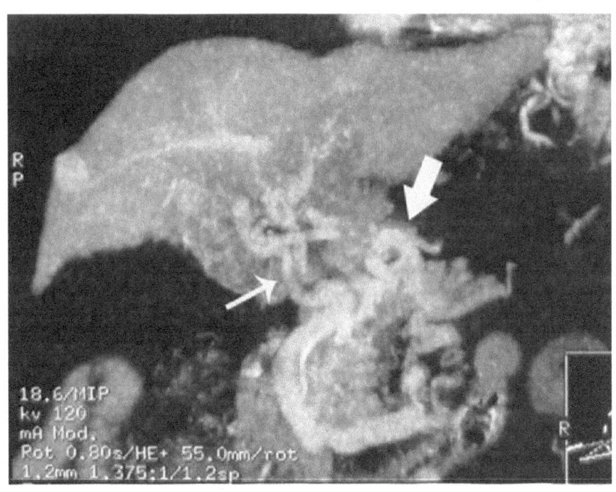

细白箭头为肝十二指肠韧带内侧支静脉，粗白箭头为曲张的冠状静脉，移植时用该静脉重建门静脉血流。

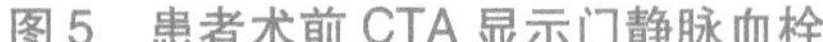

图5　患者术前CTA显示门静脉血栓

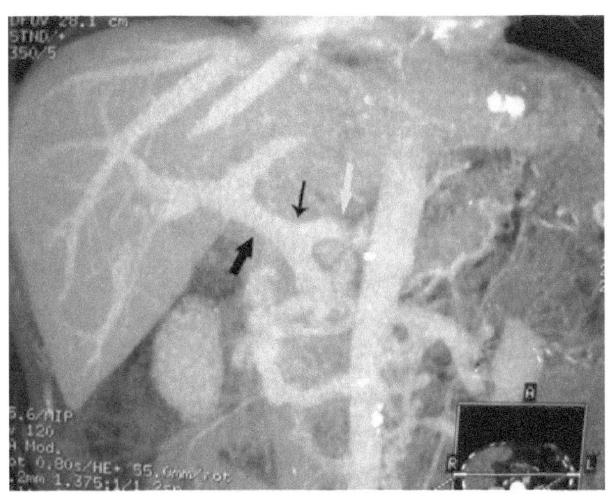

细黑箭头指向吻合口，粗黑箭头指向供体门静脉，冠状静脉（白箭头，箭头指处已缝扎避免分流）。

图6　肝移植术中供体门静脉－冠状静脉吻合（端－侧）

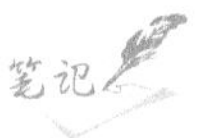

查，发现门静脉吻合口狭窄（图7），予抗凝治疗。术后9个月复查门静脉吻合口狭窄出现加重趋势，遂采用经皮肝穿门静脉支架治疗（图8），随访至今肝移植术后已12年余，门静脉血流好，肝功能正常，生活良好。

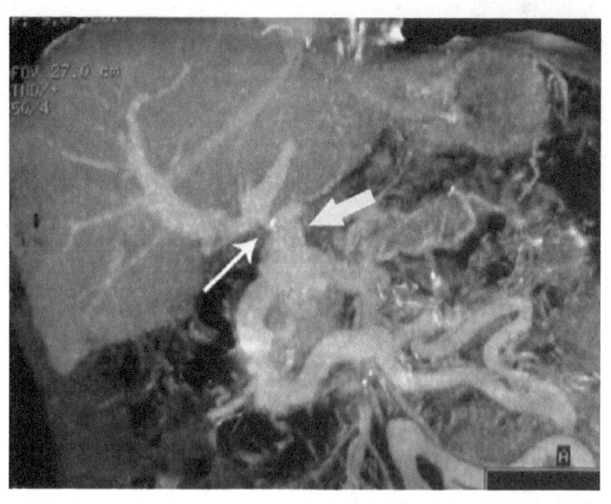

细白箭头为吻合口狭窄，粗白箭头是为增加防止分流门静脉血流而结扎的冠状静脉另一端。

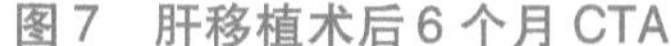

图7　肝移植术后6个月CTA

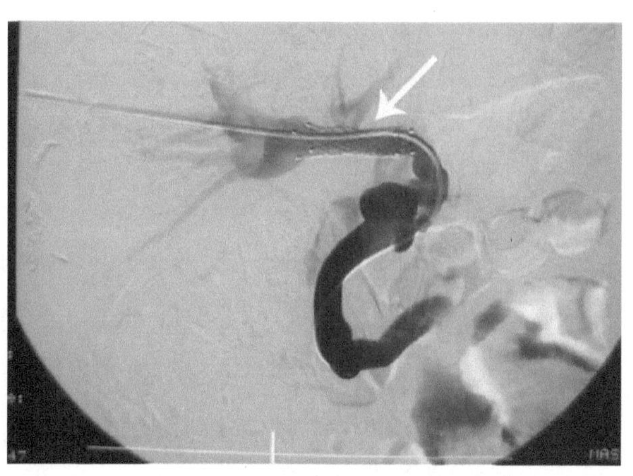

白箭头示吻合口狭窄处经支架支撑后消失。

图8　肝移植术后9个月行经皮肝穿门静脉造影

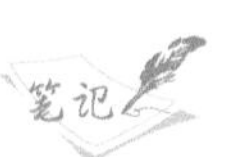

病例分析

在终末期肝病患者中，2%~39% 的患者存在门静脉血栓，其形成与门静脉高压导致的门静脉血流速度减慢、干预性治疗（如脾切除、肝叶切除、分流术等）导致的门静脉系统血流动力学改变有关。针对门静脉血栓，血栓段门静脉切除和门静脉取栓是首选方法，若门静脉取栓后血流量不足，或血栓不能取出而肠系膜上静脉血流通畅时，可采用供肝门静脉与受者的肠系膜上静脉搭桥。当肠系膜上静脉也有血栓即门静脉血栓为Ⅳ级时，文献报道此类患者可采用门腔静脉半转位、门静脉动脉化等办法解决，但是上述方法不能解决门静脉高压问题，术后常有腹水、消化道出血等并发症，故效果比较差。我们体会，存在门静脉机化血栓患者一般门静脉高压时间较长，其门静脉逐渐闭塞也伴有属支分流静脉的相应增粗，可采用供体门静脉与受体腹腔曲张血管进行门静脉重建。但需注意以下几点:①术前准确判断门静脉血栓的分级程度，门静脉Ⅳ级血栓要详细了解腹腔曲张血管走行、直径、血流量情况，选择适合的曲张血管用于吻合。常被利用的曲张静脉有胃冠状静脉、胃网膜右静脉、胆管周围扩张的静脉支、脾门周围扩张的静脉支等。②选择扩张静脉分支直径最好大于1 cm，以保证充足的血流量。③门静脉吻合完毕血流开放后，要寻找并结扎其他门体间分流的血管，这样可明显增加门静脉血流量，既有利于术后肝功能的恢复，又可减少术后门静脉血栓形成的概率。采用供体门静脉与受体腹腔曲张血管进行门静脉重建，可使腹腔内脏血液回流入门静脉，并且有利于降低门静脉压，相对其他吻合方法更加接近生理。

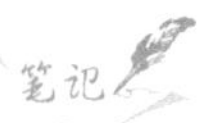

病例点评

本例患者肝功能处于衰竭状态，非移植不能挽救患者生命，然而鉴于患者病情危重，同时脾切除术后门静脉血栓形成，门静脉血栓范围广泛，因此手术难度大，术后风险高。通过术前仔细检查，发现存在曲张的腹腔静脉，因此才决心进行肝脏移植。该手术难点在于，一方面要判断所选用的曲张静脉向肝血流量是否足够，另一方面曲张血管壁很薄，游离和吻合过程中随时可能被分破、撕脱而大出血，而且因为血管壁、血管吻合角度问题，术后可能会出现血管扭转、狭窄，因此应该密切随访观察，一旦发现异常需要积极处理。本例患者术后早期门静脉血流好，术后6个月发现吻合口狭窄，经过门静脉支架治疗，最终取得良好效果。

（吴凤东　路宾　王维伟）

012 肝移植治疗终末期肝病合并门静脉血栓1例

病历摘要

患者，男，51岁。主因“发现肝占位2个月”入院。既往史：发现乙肝20年，服用恩替卡韦药物治疗5年余。入院后患者行腹

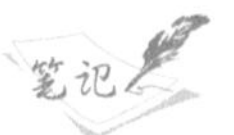

部 CT（图 9）：①肝硬化脾大、腹水、静脉曲张；②肝左叶弥漫性占位，考虑肝癌，门静脉栓子形成，门静脉海绵样变性。诊断：原发性肝癌，肝硬化失代偿期，慢性乙型病毒性肝炎，门静脉高压症。患者术前评估门静脉栓子形成，波及肠系膜上静脉及门静脉左右支，遂于 2017 年 2 月 10 日全麻下行原位肝移植术。术中对门静脉血栓进行了取栓处理，术者用食指与拇指控制门静脉血流，外翻门静脉血管壁，采取钝性分离、栓子旋转等取栓技巧完整取出血栓。术中可见血栓机化，门静脉左右支、门静脉主干及肠系膜上静脉可触及栓子，考虑为门静脉血栓Ⅳ级。术中出血量约 2000 mL，输血量：悬浮红细胞 1600 mL，新鲜冰冻血浆 1600 mL，自体血 500 mL。术后病理：（病）肝结节性肝硬化；肝细胞癌，中分化，门静脉系统未见癌栓。术后行常规免疫抑制治疗，患者恢复顺利出院。

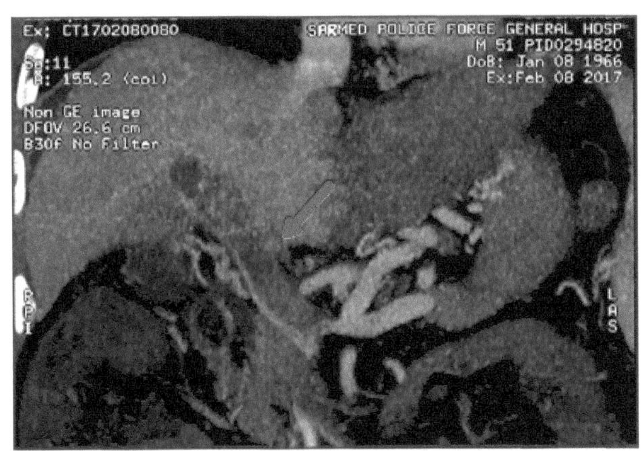

图 9　术前 CT 示门静脉成像情况

病例分析

终末期肝病患者由于门静脉血流缓慢、感染、脾切除手术等因

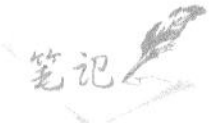

素容易发生门静脉血栓（portal wein thrombosis，PVT）形成，文献报道发生率为2%~26%。PVT会给肝移植手术中的门静脉重建带来困难，且术后容易复发。因此，PVT曾被列为肝移植手术的禁忌证。为了使存在PVT的终末期肝病患者得到救治，许多中心进行了开拓性的工作。

我中心对PVT肝移植手术，积累了一些经验，即根据PVT的病变范围和严重程度对PVT进行分级，术中根据PVT的级别采取相应的手术方式进行处理。

Ⅰ级血栓患者切除血栓段门静脉，原位重建。Ⅱ级血栓患者取出血栓，充分游离后切除血栓段门静脉，原位重建。Ⅲ级血栓患者门静脉病变严重，手术难度大，但精细操作，充分游离，仍能使绝大多数患者获得手术成功。取栓后虽然门静脉内膜存在一定损伤，但由于血流通畅、阻力降低，加之合理的抗凝治疗，血栓复发较低。对于取栓失败者可考虑行门静脉与肠系膜上静脉旁路重建，也可取得良好效果。我们在取肝时常规在胰腺下方行肠系膜上静脉插管，修肝时结扎脾静脉及门静脉的其他支属，保留肠系膜上静脉备用，移植物门静脉长度可达6 cm，可以满足旁路手术的需要。术后早期给予低分子肝素和阿司匹林预防血栓复发，效果良好。

Ⅳ级血栓曾被认为是肝移植禁忌证，但近年来不少文献报道，采用腹腔曲张静脉与门静脉吻合或者门静脉下腔静脉半转位术取得了良好的效果。但也有文献建议尽量实施术中取栓，避免应用曲张静脉或门静脉、下腔静脉半转位术。曲张静脉通常管径足够粗大，但是血流量及压力常常不足，无法满足肝灌注需要；同时曲张静脉血管壁极为薄弱，术中容易引起血管破裂，发生大量失血，手术难度大。门静脉下腔静脉半转位术虽解决了向肝供血问题，但是未能

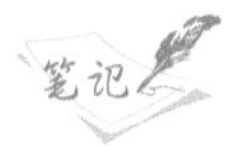

解决门静脉高压的问题。因此，术中应同时行断流术，术后定期复查，了解静脉曲张的程度，必要时可行内镜下硬化或套扎治疗，以避免或延缓上消化道出血的发生。另外，下腔静脉回流阻力增加，血液淤滞，有可能影响肾功能及诱发下肢静脉血栓形成。对于本例Ⅳ级 PVT 患者，我们在术中精细操作，充分游离门静脉，原位取栓后尽量保证门静脉内膜完整光滑，成功行原位重建门静脉，取得了较好效果。

对于Ⅳ级血栓取栓失败者可选取腹腔内粗大且邻近肝门部等曲张血管作为备选方案，常被利用的曲张静脉有胃冠状静脉、胃网膜右静脉、胆管周围扩张的静脉支、脾门周围扩张的静脉支。下腔静脉搭桥与供体门静脉行重建吻合。供体门静脉动脉化。但是后两种方案均没有解决门静脉高压这个问题，故我中心比较推崇应用胆道旁或邻近肝门部曲张血管进行门静脉重建。

病例点评

门静脉血流通畅对于肝移植来说是至关重要的。Ⅰ至Ⅲ级门静脉血栓经过精细的处理可以完整取出血栓，原位重建门静脉可获得良好效果。此例患者术前充分评估门静脉情况，并准备Ⅳ级血栓取栓失败时的预备方案，术中灵活巧取门静脉血栓，使得患者原位重建门静脉，保证了入肝血流。虽然血栓形成增加手术难度和风险，但随着外科技术发展，门静脉Ⅳ级血栓不再作为肝移植的禁忌证。

（李自强　朱雄伟）

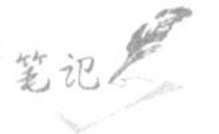

013 肝移植治疗 ABO 血型不合造血干细胞移植后肝功能衰竭 1 例

病历摘要

患者，男，33 岁，血型 O 型。因“骨髓增生异常综合征（myelodysplastic syndrome，MDS）”行 HLA3/6 位点相合同胞异基因骨髓造血干细胞及外周造血干细胞移植。患者既往患有慢性乙型肝炎，HBsAg（+）、HBeAb（+）、HBcAb（+）、HBV-DNA（+），未行抗乙肝病毒（hepatitis B virus，HBV）治疗。供体健康，血型 A 型，为其胞妹，两者 ABO 血型主要不合（A 型供给 O 型）。患者骨髓移植后服用“环孢霉素、泼尼松”2 个月。移植后 3 个月患者血型由 O 型完全转变为 A 型。骨髓移植后 69 天复查出现 HBV-DNA 阳性（4.538×10^6 copies/mL），转氨酶升高（ALT 72 IU/L）。给予口服“恩替卡伟、阿德福韦酯”抗病毒治疗，治疗 3 个月后 HBV-DNA 转为阴性，改为替比夫定口服抗病毒治疗。骨髓移植后 11 个月复查 HBV-DNA：5.49×10^4 copies/mL。随之出现乏力、纳差，呈进行性加重，伴有眼黄、尿黄、发热，体温高达 39.9 ℃。诊断“慢性乙型肝炎急性发作”。行保肝、抗乙肝病毒及血浆置换治疗，效果不佳，且病情进展。腹部 CT 显示肝硬化，门静脉高压。入院诊断：慢性重型肝炎、乙肝后肝硬化（失代偿期）。遂在我院行同种异体原位肝移植术。术后病理：肝硬化。患者骨髓移植后血型完全转变

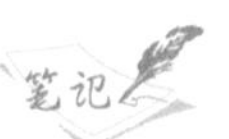

为A型，移植肝供者血型为A型。肝移植术中输入红细胞及血浆均为A型。同时术中静脉输入甲强龙500 mg、人乙肝免疫球蛋白8000 IU。肝移植术后给予抗排斥（表2）及抗HBV感染等治疗。术后4天化验HBsAg：8 mIU/mL，Anti－HBs：287.43 mIU/mL。术后3月内复查HBsAg、HBV－DNA呈持续阴性，肝功能各项指标降至正常。术后10年随访患者恢复良好。

表2　术后早期免疫抑制剂用法

时间 \ 免疫抑制剂	肾上腺皮质激素（mg/d）		普乐可复（mg/d）	吗替麦考酚酯（mg/d）
	甲泼尼龙琥珀酸钠（mg）	甲泼尼龙片（mg）		
术后第1天	150	—	1	—
术后第2天	80	—	2	—
术后第3天	60	—	2	—
术后第4天	40	—	5	—
术后第5天	20	—	5	—
术后第6～9天	—	16	5	1500
术后第10～14天	—	12	7	1500
术后第15～21天	—	8	9	1500
术后第22～30天	—	4	9	1000
术后第31天	—	4	6	1000
术后第60天	—	4	6	500

病例分析

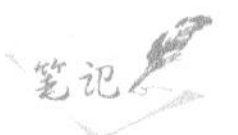

自1967年Stazal成功地施行了首例肝移植以来，肝移植已成为

治疗 HBV 感染导致终末期肝病的首选治疗方法。但对行 ABO 血型不合造血干细胞移植后出现重型乙型肝炎的 MDS 患者进行肝移植术，国内尚无报道。

本例患者行亲缘 ABO 血型不合骨髓造血干细胞移植术后进行同种异体原位肝移植，移植术中及术后给予常规免疫抑制治疗，无排异反应发生。国外也有类似报道，美国一例白血病合并丙型肝炎病毒感染患者，经过亲缘同型骨髓造血干细胞移植后出现慢性重型肝炎而行亲缘肝移植术，术后一年停用免疫抑制剂，术后 2 年随访患者病情稳定，无排异反应发生。因此，ABO 血型不合骨髓移植后进行原位肝移植没有增加患者发生排异反应的风险。

当前国内行 ABO 血型不合造血干细胞移植技术成熟。有多家医院报道移植后成功转换血型。在我国，O 型血供者较其他血型者少，因此 O 型受者若血型转化为 A 型或 B 型，其获得移植肝的机会将相应增多。据文献报道，ABO 血型不合不影响异基因造血干细胞移植的植活及预后，但可能影响移植后红细胞系的重建并导致并发症的发生。患者行 ABO 血型不合造血干细胞移植后未出现造血功能异常，血型成功由 O 型转化为 A 型；骨髓移植后 17 个月再行肝移植，术后定期复查，血常规各项指标均在正常范围内，肝肾功能恢复正常。这些说明肝移植没有影响骨髓移植后红系的重建及增加并发症的发生。

目前证实，肝移植术中、术后使用乙肝免疫球蛋白（hepatitis B immuno globulin，HBIG）联合恩替卡韦等核苷类抗病毒药物可有效防止移植后乙型肝炎的复发或 HBV 再感染。本例 MDS 合并 HBV 感染患者在骨髓移植后出现慢性乙型肝炎加重的情况，通过肝移植术及术中、术后规范的抗 HBV 感染治疗，术后患者的

笔记

HBsAg、HBV－DNA 迅速转阴并产生 Anti－HBs 滴度，有效的防止了乙肝复发，进一步证实肝移植术可有效治疗肝硬化合并 HBV 感染。

病例点评

干细胞移植后出现慢性重型肝炎的患者，进行肝移植术治疗是安全有效的。本例肝移植受者术前接受 ABO 血型不合造血干细胞移植后发生血型转换，未增加术后排异反应风险；肝移植术中、术后使用 HBIG 联合核苷类药物抗病毒治疗可有效防止乙肝复发，且预后良好。

（张庆　陈新国）

014 合并冠心病患者肝移植手术麻醉管理 1 例

病历摘要

患者，男，59 岁。主因“乙型肝炎表面抗原阳性 20 余年，发现肝占位性病变 1 个月”入院。诊断：肝占位性病变，乙肝后肝硬化（失代偿期）。既往史：高血压病史 10 余年，口服拜新同、康宁，血压控制尚可，平时血压控制在 140～150/80～90 mmHg；冠

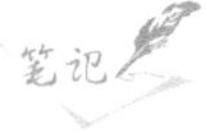

心病病史，自述2年前曾因心绞痛住院，并在当地医院行冠脉造影检查，医师建议暂时尚无需进行冠状动脉支架置入术。体格检查：体温36.5 ℃，血压135/65 mmHg，心率82次/分，氧饱和度98%。神清，皮肤、巩膜无明显黄染，心肺听诊未闻及明显异常，腹部膨隆，移动性浊音阳性。血常规：WBC 3.25×10^9/L，HGB 76 g/L，PLT 123×10^9/L。肝炎六项：HBsAg（+）、HBeAb（+）、HBcAb（+）。HBV－DNA：5.13×10^3 IU/mL。生化检查：AST 143 IU/L，ALT 19 IU/L，GGT 244 IU/L，ALP 297 IU/L，TP 69.7 g/L，ALB 42.4 g/L，TBIL 69.4 μmol/L，DBIL 42.4 μmol/L，CHE 1091 IU/L，AFP 421 ng/mL，Cr 156 μmol/L，β_2－MG 8.73 mg/L。心电图：窦性心律；完全性右束支传导阻滞。心脏超声：左室大；左室舒张功能减低，收缩功能正常范围。腹部超声：肝硬化、肝大、肝右叶占位性病变；门脉右支栓塞，瘤栓可能性大、门脉高压（门静脉增宽，脾大，中大量腹水）。胸部CT：双肺多发小结节，转移瘤可能性大；心包积液；左侧胸腔积液。冠状动脉CTA：冠状动脉属于均衡型；右冠状动脉近段钙化性斑块，管腔不规则；左主干、前降支近中段、第1对角支、回旋支近段、中段、第1钝缘支、左室后支钙化及非钙化性斑块，管腔轻中度狭窄，以回旋支、第1钝缘支及左室后支为著。左室后支局部重度狭窄，不除外几近闭塞。腹部CT：肝多发占位性病变；肝硬化；慢性胆囊炎；脾大；腹水。FET－CT：肝脏多发恶性肿瘤，门脉癌栓形成；肝硬化，腹水，盆腔积液；肝脏多发小囊肿；双肺上叶多发肺大泡；冠状动脉钙化；前列腺多发钙化灶；脊柱退变，第4、第5腰椎间盘略突出。

笔记

患者入院后行原位肝移植手术，手术过程顺利，手术时间5小时20分钟，术中出血量900 mL，输洗涤红细胞1600 mL、新鲜冰冻血浆700 mL、血小板1U等。总入量6000 mL，尿量900 mL。术后2天转出ICU，3周后顺利出院。

病例分析

肝移植手术创伤大、血流动力学波动剧烈，手术本身就会对患者心、肺功能产生一定的影响，加之该患者又合并了冠状动脉粥样硬化，这无疑更增加了该患者围手术期的风险。因此，在对该患者麻醉管理、液体治疗及血管活性药物应用等方面均有一定的特殊之处。

（1）术前评估

结合患者病史及相关辅助检查，初步诊断：肝占位性病变；肝硬化失代偿；高血压三期；冠状动脉粥样硬化。该患者肝硬化Child－Pugh分级属B级，终末期肝病评估模型（MELD）评分为19分，其预后较差，手术风险较高；按美国麻醉医师学会（ASA）分级，该患者属于Ⅳ级，围手术期死亡率7.8%～23%（表3）；按高血压分级，该患者属于3级；按美国心脏病学会（NYHA）心功能分级，该患者属于Ⅱ级，Goldman心脏风险指数6分（表4），心因死亡率为2%，危及生命的并发症5%（表5）。综合评估，该患者手术麻醉风险属极高危组，但是结合该患者肝硬化病史时间及其他临床指标等因素，考虑其侧支循环的建立应该比较丰富，这在一定程度上，可减小无肝期阻断下腔静脉对血流动力学、心肌氧耗的影响，降低了无肝期发生心血管事件的风险。且家属手术意愿强烈，在告知手术麻醉风险后仍强烈要求手术，遂行原位肝移植手术。

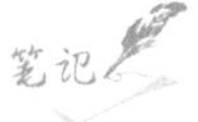

表 3　ASA 分级与围手术期死亡率之间的关系

ASA 分级	围手术期死亡率（%）
Ⅰ	0.06～0.08
Ⅱ	0.27～0.40
Ⅲ	1.82～4.30
Ⅳ	7.80～23.00
Ⅴ	9.40～54.70

表 4　Goldman 心脏风险指数计分表

项目	内容	计分（分）
病史	6 个月内心肌梗死	10
	年龄 >70 岁	5
体检	第三心音亢进、颈静脉怒张等心衰症状	11
	主动脉狭窄	3
心电图	非窦性节律或房早	7
	持续性室早 >5bpm	7
一般内科情况差（有下列情况之一）	PaO_2 <60 mmHg，$PaCO_2$ >49 mmHg，K^+ <3 mmol/L，HCO^3 – <20 mmol/L，Urea >7.5 mmol/L，Cr >270 μmol/L，慢性肝病及非心脏原因卧床	3
手术	腹内、胸外或主动脉手术	3
	急诊手术	4

表 5　风险分级与并发症及死亡率之间的相关性

风险分级	总分（分）	心因死亡率（%）	危及生命的并发症（%）
1	0～5	0.2	0.7
2	6～12	2.0	5.0
3	13～25	2.0	11.0
4	>26	56.0	22.0

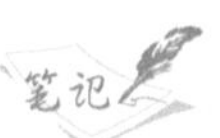

（2）麻醉管理

该患者除常规心电监护、有创动脉压、脉搏氧饱和度和呼气末二氧化碳浓度监测外，术中采取了多模式监测，包括麻醉镇静深度——BIS 监测、中心静脉压、Swan - Ganz 漂浮导管心排血量监测及外周血管阻力、间断动脉血气分析监测、体（血）温监测、凝血功能监测等，维持电解质稳定、酸碱平衡，循环的稳定，最大限度保证心脏的氧供需平衡。同时，实行多模式麻醉管理，包括应用血管活性药物联合目标导向液体管理策略，实施目标导向液体管理下的限制性液体管理方案，保证血流动力学稳定、保证重要脏器的灌注、降低新肝期再灌注综合征、减少肺水肿，采取保护性肺通气策略的机械通气方式，减少术后肺损伤的发生，输注加热的液体、应用加温毯等，防治围手术期，尤其是无肝期的低体温等，尽可能避免增加心肌氧供需失衡、心律失常等风险的因素。

该患者麻醉管理中最为棘手的问题，也是麻醉管理的核心问题，就是在肝移植手术血流动力学剧烈波动的情况下，如何保证心肌的氧供需平衡，如何减少可能诱发心血管事件的危险因素，具体如下。在麻醉诱导时，麻醉药物尤其是丙泊酚和舒芬太尼的用量遵循了小量、分次、缓慢的原则，并结合加快输液、应用血管活性药物，逐渐增加麻醉药物的剂量，至脑电双频指数（bispectral index，BIS）值小于40，达到气管插管所需的麻醉、镇静深度，以减少麻醉药物对患者血流动力学的干扰。围手术期联合应用血管活性药物（去甲肾上腺素、多巴胺、艾司洛尔等）和合理的液体治疗，维持平均动脉压（mean arterial pressure，MAP）60 ~ 80 mmHg（基础血压 20% 的范围内），心率 70 ~ 80 次/分，避免了低血压、心动过速等增加心肌氧耗的因素，从而保证了心肌氧供需的平衡。在无肝期，由于阻断下腔静脉和门脉后回心血量急剧下降，可引起明显的血压下降

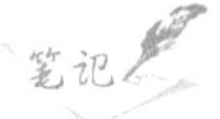

和心率增快，此期尤其容易发生心肌氧供需失衡，导致心肌缺血。该患者通过应用血管活性药物（去氧肾上腺素、去甲肾上腺素、多巴胺、艾司洛尔等）联合液体治疗的目标导向液体管理措施；同时，辅以阻断下腔静脉前保持患者头低15°体位，以增加回心血量，阻断下腔静脉后再调整至术者需要的体位等措施，保证了该患者无肝期血流动力学的稳定，并减少了新肝期再灌注综合征的发生率。该患者无肝期时间为42分钟，平均动脉压维持在60 mmHg以上，心率控制在80～90次/分，心电图并未出现明显的ST段改变、心律失常等心肌缺血、心梗的征象，保证了新肝期患者血流动力学的稳定。另外，围手术期尽可能维持患者电解质酸碱平衡、改善氧合、改善凝血功能等，避免了能增加心血管事件风险的因素。在手术过程中根据情况及时输注血制品，维持红细胞压积在25%～30%，应用液体治疗联合血管活性药物目标导向液体治疗的策略，持续泵注去甲肾上腺素维持循环、多巴胺增加肾灌注、硝酸甘油扩张冠脉增加心肌氧供等，手术过程顺利，未出现严重的心血管事件，术后3周顺利出院。

病例点评

肝移植是治疗终末期肝病的有效手段，虽然肝移植手术技术在不断完善，但是目前对于合并心脏疾病的患者进行肝移植手术仍然是一个严峻的挑战。肝移植手术应激、剧烈的血流动力学变化和围手术期凝血功能状态的改变等，均可增加冠心病患者肝移植手术的死亡率，对于合并中重度冠心病的终末期肝病患者来说，决定是否进行肝移植手术仍然是十分困难的。因此，完善的术前评估、围手术期精准的调控和麻醉管理就显得尤为重要。

笔记

终末期肝病患者病情复杂，全身情况差，加之移植手术本身及术后不可预测的风险性，因此对于术前合并心脏疾病的患者是否进行移植手术仍然是一个严峻的课题。本病例表明，在经过严格的术前评估，充分的术前准备，严密、完善的监测和调控的前提下，对合并心脏疾病的终末期肝病患者实行肝移植手术是可行的。

（董兰）

笔记

儿童肝移植手术病例

015 活体肝移植治疗婴儿胆道闭锁症 1 例

病历摘要

患儿，男，10 个月。患儿出生后即出现全身皮肤巩膜黄染，小便色黄，粪便呈陶土色，考虑新生儿黄疸。内科保守治疗病情未见明显好转并逐步加重，确诊胆道闭锁。出生后 2 月余于外院行肝门肠吻合（Kasai 手术）治疗，术后胆红素逐渐下降接近正常，但术后 6 个月患儿无明显诱因出现多次黑便。超声提示肝硬化、门脉高

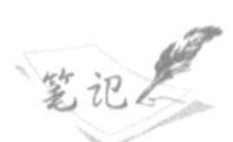

压、腹水。多次住院治疗，病情未见明显改善，就诊我院进一步治疗。入院时患儿体重 7 kg，术前完善检查，并于 2015 年 05 月 25 日在我院行活体肝脏移植手术，供体为患儿母亲，捐献肝脏左外叶（260 g），在腹腔镜下获取供肝。供体、受体双方手术顺利，术后病理回报："肝结节性肝硬化，小胆管增生，炎细胞浸润，结合临床，符合胆道闭锁"。术后常规免疫抑制、保肝、抗感染等药物治疗，供体和受体均顺利恢复出院。术后随访至今 4 年余，供体、受体肝肾功能均正常，未出现相关并发症及其他特殊问题，状态良好。

病例分析

胆道闭锁（biliary atresia，BA）是一种较为少见的新生儿疾病，也是小儿胆汁淤积性肝病的主要病种。BA 在亚洲的发病率高于其他西方国家，日本的发病率为 1/10 000，美国、英国等约为 1/15 000，中国大陆暂无全国范围的流行病学调查。

胆道闭锁的发病原因至今不明，诱发因素和具体机制至今也仍不清楚。目前认为大部分 BA 患者的由体液免疫和细胞免疫共同介导的炎症反应在疾病发生发展中起重要作用，可能受到病毒感染、基因突变等多种因素影响。胆道闭锁是一种表现为肝内外胆道进行性炎症及纤维化，肝内外胆管出现部分或全部阻塞并导致淤胆性肝硬化而最终发生肝衰竭的疾病。

胆道闭锁早期临床表现主要为胆红素升高，皮肤巩膜黄染。患儿若不行手术，大多数将在 1 年内进展为肝硬化、脾大、腹水、静脉曲张、凝血功能减退等肝功能失代偿和门脉高压征象，严重者可导致死亡。早期筛查方法：出生后检测血清直接胆红素水平；检测粪便比色卡；影像学检查，常规首选 B 超检查，肝胆闪烁扫描联合

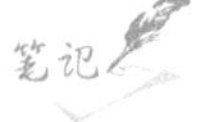

单光子发射计算机断层扫描（HBS SPECT）、核磁共振胰胆管造影（MRCP）也都是诊断胆道闭锁的有效方法。新生儿胆道闭锁的早期筛查和诊治十分必要，对患儿预后具有重要的意义。

胆道闭锁多年来一直是儿童肝脏移植的主要手术适应证，目前肝移植也是胆道闭锁的唯一根治手段。BA 患儿的内科治疗效果不佳，若早期不进行手术干预将很快发展为胆汁性肝硬化，中位存活年龄为 1 岁。Kasai 手术是治疗新生儿胆道闭锁的方法之一。据报道，BA 患儿出生后 90 天内前进行 Kasai 手术可明显改善预后，但 60%～70% 的 BA 患儿最终需要接受肝移植治疗。肝移植是能从组织学上治愈胆道闭锁的最有效方法。胆道闭锁几乎占据小儿肝移植 50% 以上的病例数。Kasai 联合肝移植可使 BA 患儿总体 5 年生存率达到 90% 。本例患儿特点：男性，10 个月龄；胆道闭锁诊断明确，经内科保守治疗无效后行 Kasai 手术；术后病情有所改善，但仍然出现进展性肝硬化表现，直至肝硬化失代偿；立即行肝脏移植治疗，获得良好效果。供体采用全腹腔镜手术，手术创伤小，术后恢复快。

当前，公认的胆道闭锁肝移植指征为：Kasai 手术失败；难治性的胆管炎；门脉高压导致不可控制的消化道出血；肝肺综合征；显著的营养不良或发育停滞；由肝脏疾病引起的无法忍受的生活质量问题。有研究显示肝移植进行的时间越早，并发症发生率和患儿死亡率越低。与 Kasai 手术相比，将肝移植作为一线治疗方式，BA 患儿术后 1 个月生存率两者无明显差异，但肝移植组术后一年生存率却显著高于 Kasai 手术组（84%∶61%）。目前国际上提倡在 BA 患儿病情允许的情况下，尽量首先行 Kasai 手术，这是由于部分患儿可获得长期自肝生存，无需肝移植。Kasai 术后效果不佳的 BA 患儿，需行肝移植手术。

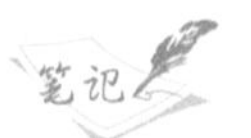

病例点评

新生儿胆道闭锁的早期诊断、手术时机与预后显著相关。早发现、早治疗具有重要的临床意义。对于胆道闭锁行Kasai手术失败的患儿，应尽早行肝移植手术。本例BA患儿通过及时的活体肝移植补救治疗，取得满意疗效。

小儿肝移植在供体的获取、手术技术、术后管理方面都与成人肝移植有极大区别。随着儿童肝移植技术的进步，胆道闭锁儿童肝移植治疗的意义应该得到广泛推广，使更多的BA患儿获益。

（游波　李威）

016 活体肝移植治疗小儿糖原累积症1例

病历摘要

患儿，男，2岁。2013年初患儿因进食生冷食物后出现腹泻，排便次数4～5次/天，稀水样便，偶有水样便。查体发现患儿腹部较同龄儿膨隆。改善饮食，对症处理后可好转，多家医院就诊，未明确病因。2014年患儿数次因肺炎入院，同时伴有腹泻加重。住院期间化验发现肝功能异常（转氨酶升高，乳酸升高，低血糖），患

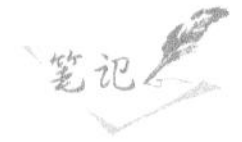

儿家属诉患儿相对同龄人食量大，易出现饥饿感。遂就诊北京大学第一医院，行基因检测提示：*G6PC* 基因 Exon3、Exon5 两个位点突变，诊断Ⅰa 型糖原累积症（glycogen storage diseasetype Ⅰa，GSD Ⅰa）。化验生化指标提示：ALT 120 IU/L、Lac 11. 9 mmol/L、TG 5. 27 mmol/L、UA 569 μmol/L、GLU 2. 17 mmol/L，化验结果支持诊断。此后定期复查，ALT 基本维持在 100 IU/L，给予调整饮食、维持血糖及对症处理，病情尚稳定。2014 年 8 月患儿再次出现腹泻，水样便，同时伴有高热，体温高达 40 ℃。就诊于当地医院，复查超声提示肝大，肝硬化表现。给予抗感染、保肝、补液及对症等措施，病情逐步好转。2014 年 12 月因持续腹泻入我院，入院查体：发育尚正常，心肺未见阳性体征，腹膨隆，未见肠型及蠕动波。全腹无压痛、反跳痛及肌紧张，墨菲氏征(－)，肝肋下 2 cm，脾肋缘下 3 cm，均可触及，质中。腹部 CT 提示：肝硬化，肝大、脾大。完善肝移植术前检查，无明显手术禁忌证。患儿母亲提供左半肝行肝移植，通过伦理会审查。于 2015 年 1 月行活体肝移植，手术顺利，病理结果符合糖原累积症表现，术后供体及患儿病情均恢复正常，复查患儿肝功能、血清甘油三酯、胆固醇和乳酸等指标均降至正常范围。随访至今 4 年余，患儿学习、生长发育均正常。

病例分析

Ⅰa 型糖原累积症，是由编码葡萄糖－6－磷酸酶（G－6－Pase）的 *G6PC* 基因突变引起的常染色体隐性遗传病，发病率在 1/300 万～1/100 万，肝脏是最常累及的器官。此类型是糖原累积症中最常见的类型，约占 GSD Ⅰ型的 80%。G－6－Pase 活性降低或缺乏是此病的根本原因；典型临床表现为儿童早期即出现的由于

笔记

肝糖原不能释放葡萄糖而导致严重低血糖、高脂血症、高乳酸血症、高尿酸血症、生长发育落后和青春期延迟，由于糖原累积而致肝脏和肾脏增大，许多患儿在成人期发生肝腺瘤和肾功能衰竭。

临床频发的低血糖症状是诊断 GSD Ⅰa 型的重要指征，患儿可同时伴有代谢异常、肝大、肝功能或肾功能不全及发育迟缓等表现，多在婴儿期可明确诊断。诊断依据：特征性的临床症状及体征；化验检查呈现明显的代谢紊乱状态；肝穿刺的酶学检测是确诊依据；基因检测有助于确诊，且可避免侵害性操作。本例患者的频发低血糖等症状、肝硬化体征、实验室检查呈高乳酸血症等代谢紊乱结果均符合该病表现，基因检测及肝脏病理结果进一步确诊为 GSD Ⅰa 型。

当 GSD Ⅰa 疾病进展，患儿肝脏出现肝硬化、多发性腺瘤或者恶性肿瘤时，可采用肝移植手术治疗。既往文献多中心研究显示，GSD Ⅰa 型患者接受肝移植手术可以获得非常良好的长期存活率。肝移植可以纠正患儿的肝酶缺失，代谢异常，提高术后生活质量，我们为本例患儿成功实施了肝移植手术，供体捐献者为患儿母亲，经术前全面评估、术中及术后系统治疗，患儿恢复顺利，远期预后较好，未见复发。

病例点评

GSD Ⅰa 型为典型肝脏相关的遗传代谢病，因肝酶缺乏导致的一系列临床症状，多为幼儿发病，呈逐步进展趋势。诊断、治疗均有一定困难，且保守治疗效果有限，肝脏移植通过采用正常肝脏替代病肝，实现 GSD Ⅰa 型患者代谢功能恢复正常，阻断疾病的进一步进展。据统计，儿童代谢病肝移植的预后普遍较好，肝移植的收

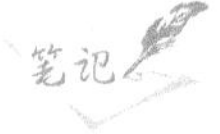

益取决于遗传缺陷的类型，酶的缺陷是否完全位于肝脏或散在缺陷于其他组织器官，以及受累器官的损伤程度和可逆性。纠正代谢缺陷，可获得更好的生长发育及生存质量。本例 GSD Ⅰa 型患儿接受亲属活体肝移植治疗后随访至今，疗效满意。因此，当 GSD Ⅰa 型的代谢紊乱进展到肝硬化甚至脏器衰竭时，肝脏移植可作为首选治疗方法，能够挽救患儿生命。

（游波　李威）

017 供体交换儿童活体肝移植 1 例

病历摘要

受体 1 情况： 患儿，男，11 个月，血型 O 型，身高 67 cm，体重 8.5 kg。主因“反复皮肤、巩膜黄染 11 个月余、发热 4 个月余”入院。现病史：患儿出生后出现皮肤、巩膜黄染，大便陶土色，在天津市某医院诊断为胆道闭锁，生后 2 月行肝门空肠吻合术（葛西手术），术后大便变黄。术后 6 个月反复出现发热并伴有黄疸，体温 39 ℃，考虑为反流性胆管炎。血常规提示：WBC 9.42 × 10^9/L，N% 64.7%，HGB 92 g/L，RBC 2.92 × 10^{12}/L，PLT 112 × 10^9/L；生化：ALT 118 IU/L，AST 170 IU/L，TBIL 290.2 μmol/L，DBIL 195.3 μmol/L，CHE 1596 IU/L，ALB 27.3 g/L，NH3 55 mmol/L，LAC 2.7 mmol/L，Urea 2.12 mmol/L，Cr 10 μmol/L，K^+ 4.17 mmol/L，Na^+ 134 mmol/L；凝血：PT 17s，PT% 51.2%，APTT 50.4s，FBG

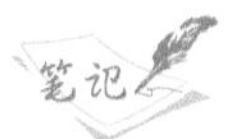

283 mg/dl，INR 1.47。影像学检查：肝脏 CT 提示肝硬化，门静脉高压，脾大（图 10）。临床诊断：胆道闭锁，葛西手术后并发胆管炎。拟行治疗：活体肝移植（母亲捐献）。

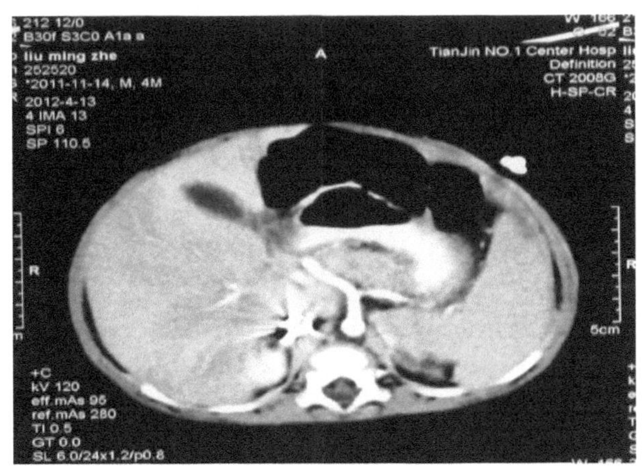

腹部 CT 提示肝硬化，门静脉高压，脾大。

图 10　受体 1 腹部 CT

供体 1 情况： 女，23 岁，受体 1 母亲，血型 B 型，身高 155 cm，体重 46 kg。血常规：WBC 6.62×10^9/L，HGB 128 g/L，RBC 3.96×10^{12}/L，PLT 221×10^9/L。生化：ALT 14 IU/L，AST 18 IU/L，TBIL 17.1 μmol/L，DBIL 3.2 μmol/L，CHE 7639 IU/L，ALB 54.9 g/L，Urea 5.49 mmol/L，Cr 44 μmol/L，K^+ 4.34 mmol/L，Na^+ 141 mmol/L。传染病学检查阴性，凝血正常。影像学检查示右肝动脉发自肠系膜上动脉（图 11），其余未见异常。

受体 2 情况： 患儿，男，8 个月，血型 B 型，身高 68 cm，体重 8 kg。主因“反复皮肤、巩膜黄染 7 月余，发热 1 月余”入院。现病史：患儿出生 52 天后出现皮肤、巩膜黄染，大便陶土色，在重庆市某医院诊断为胆道闭锁，出生后 3 个月行葛西手术，术后大便一度变黄。术后 2 周再次出现发热伴黄疸加重，体温 38 ℃，先后 4 次去上述医院住院治疗，但效果不佳。化验血常规提示：WBC 23×10^9/L，

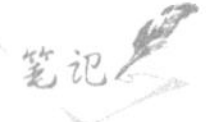

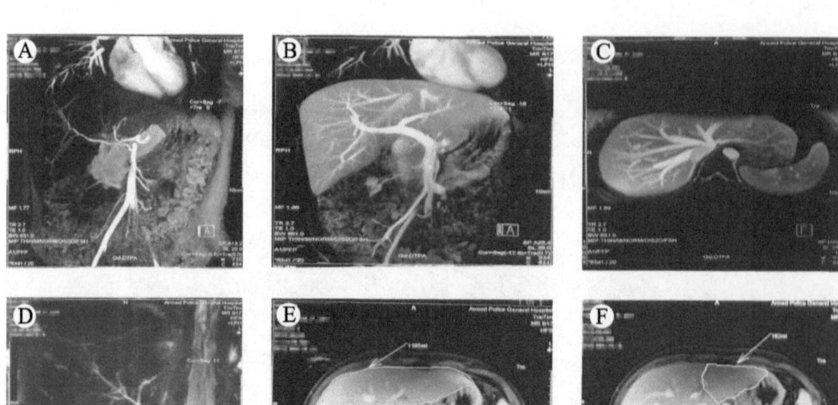

提示肝左动脉和肝右动脉分别起自腹腔干和肠系膜上动脉，肝脏总体积 1195 cm^3，左外叶 182 cm^3。

图 11　受体 1 腹部影像学检查

N% 40.5%，HGB 79 g/L，RBC 3.56×10^{12}/L，PLT 326×10^{9}/L。生化：ALT 67 IU/L，AST 134 IU/L，TBIL 243 μmol/L，DBIL 163.8 μmol/L，CHE 1968 IU/L，ALB 31.4 g/L，Urea 1.63 mmol/L，Cr 11 μmol/L，K^+ 4.21 mmol/L，Na^+ 138 mmol/L。凝血：PT 14.4s，PT% 63.6%，APTT 33.4s，FBG 305.8 mg/dl，INR 1.26。影像学检查提示肝硬化，门静脉高压，脾大（图 12）。临床诊断：胆道闭锁，葛西手术后并发胆管炎。拟行治疗：活体肝移植（母亲捐献）。

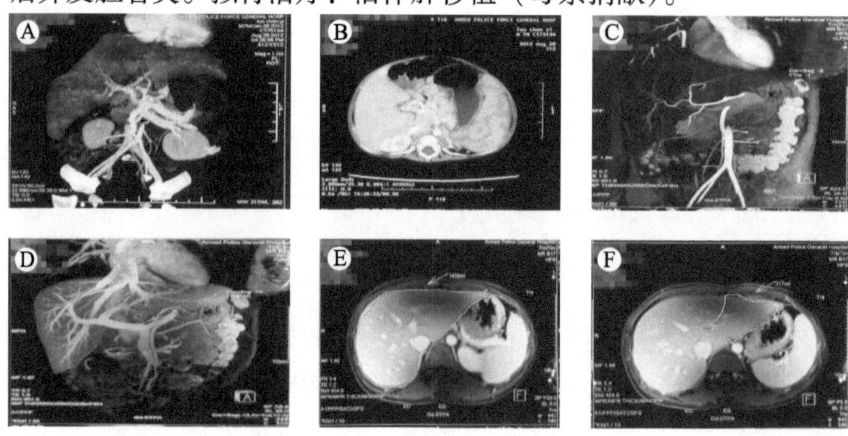

图 12　受体 2 腹部影像学检查

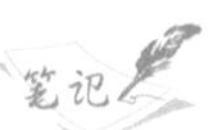

供体 2 情况： 女，22 岁，受体 2 母亲，血型 O 型，身高 168 cm，体重 52 kg。血常规：WBC 5.32 × 10^9/L，Hb 126 g/L，RBC 4.24 × 10^{12}/L，PLT 187 × 10^9/L。生化：ALT 9 IU/L，AST 10 IU/L，TBIL 11.5 μmol/L，DBIL 1.9 μmol/L，CHE 10181 IU/L，ALB 47.6 g/L，Urea 4.36 mmol/L，Cr 45 μmol/L，K^+ 4.16 mmol/L，Na^+ 145 mmol/L。传染病学检查阴性，凝血四项正常。影像学检查示左肝外叶血管瘤（3 cm × 2 cm），其余未见异常。

两位患儿入院后，完善术前检查发现他们的血型跟自己的亲生母亲不合，而跟对方母亲的血型一致，跟双方家长充分沟通并经伦理委员会讨论后，同意行交换肝移植，双方供受体健康情况见表 6、表 7。手术于 2012 年 9 月 15 日同时进行。手术时间 17 小时，手术过程顺利，供者术后 1 周出院，受者术后 1 个月痊愈出院。

表 6　亲肝移植供受者 1 情况

	受体 1	供体 2
年龄	11 个月	22 岁
血型	O 型 Rh +	O 型 Rh +
健康状况	低蛋白血症，梗阻性黄疸，感染：胆道逆行感染。葛西手术史：有	健康，肝功正常
传染病	性病两项（ - ），乙肝表面抗原（ - ）	肝炎、病毒化验全部阴性
手术耐受力	可，心肺功能能检查无异常	良好
家庭角色	儿子	胆道闭锁患儿受体 2 的母亲
身高/体重	67 cm/8 kg	168 cm/52 kg
肝脏体积		肝脏总体积 1458 cm^3，左外叶 317 cm^3
GRWR	患者需要供肝按 0.8% ~ 4% 计算 60 ~ 300 g	
供体残留肝大小		右半肝包括肝中静脉 1141 cm^3

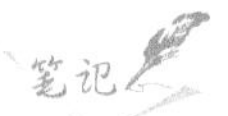

（续）

	受体 1	供体 2
质地		MRI 和超声无脂肪肝，肝左外叶血管瘤
肝动脉	无变异	无变异
门静脉	无变异无血栓	
肝静脉		三支肝静脉显影良好
胆道		无变异
可能方案	肝左外叶活体移植	

表 7　亲肝移植供受者 2 情况

	受体 2	供体 1
年龄	8 个月	23 岁
血型	B 型 Rh +	B 型 Rh +
健康状况	低蛋白血症，梗阻性黄疸，感染：胆道逆行感染。手术史：有	健康，肝功正常
传染病	性病两项（ – ），乙肝表面抗原（ – ）	肝炎、病毒化验全部阴性
手术耐受力	可，心肺功能能检查无异常	良好
家庭角色	儿子	胆道闭锁患儿受体 1 的母亲
身高/体重	68 cm/8. 5 kg	155 cm/46 kg
肝脏体积		肝脏总体积 1195 cm^3，左外叶 182 cm^3
GRWRGV/SLV	患者需要供肝按 0. 8% ~ 4% 计算 64 g ~ 320 g	
供体残留肝大小		右半肝包括肝中静脉 1013 cm^3
质地		MRI 和超声无脂肪肝
肝动脉	无变异	肝左动脉和肝右动脉分别起自腹腔干和肠系膜上动脉
门静脉	无变异无血栓	
肝静脉		三支肝静脉显影良好
胆道		无变异
可能方案	肝左外叶活体移植	

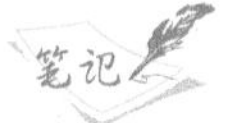

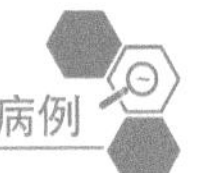

病例分析

胆道闭锁是小儿肝移植最常见的适应证，发病率约 1/10 000 ~ 1/8000。临床表现为皮肤、巩膜黄染，同时粪便呈现特有的陶土样颜色改变。超声检查是诊断该病的重要手段，如果提示患儿胆囊发育差，未见胆总管时胆道闭锁诊断基本成立。

治疗方面，1959 年日本的 Kasai 创建了肝门空肠吻合术（葛西手术），即切除包括肝外胆道直至肝门的纤维化残留物，然后取一段空肠襻与肝门周围的纤维索断端做 Roux - en - Y 空肠吻合。这种肝门肠吻合术明显提高了胆道闭锁（C 型）患儿的生存率，5 年生存率为 47% ~ 60%，10 年生存率约 30%，并出现长期生存的病例。如果手术失败或者患儿年龄超过 3 个月，则需考虑肝移植。

1984 年美国匹兹堡的一组 31 例胆道闭锁行肝移植的患儿，其早期生存率为 84%（随访 2 ~ 36 个月）。随着肝移植技术的提高及认识的不断深入，目前儿童肝移植存活率已经超过 90%，而效果最好的是来自中国台湾长庚纪念医院的陈肇隆教授的一组 100 例活体肝移植资料，5 年存活率高达 98%。

本组两例患儿均在出生后 3 个月内诊断为胆道闭锁，在当地儿童医院行葛西手术，术后均出现反复发作胆管炎，同时伴有肝硬化、胆汁淤积，有肝移植手术指征，但两位患儿的血型跟自己的母亲不一致，而跟对方的母亲血型一致。尽管儿童跨血型活体肝移植在国外已经开展，但在国内尚未报道（2012 年之前），为减少术后并发症，我们决定进行供体交换，实施血型一致的活体肝移植，目前已经随访 6 年，两位患儿生长发育跟同龄儿童一样。

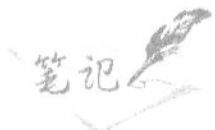

伦理问题是供体交换器官移植面临的最大问题。2009 年 12 月 28 日我国原卫生部印发的《关于规范活体器官移植若干规定》中明确规定“活体器官捐献人与接受人仅限于以下关系：①配偶：仅限于结婚 3 年以上或者婚后已育有子女的；②直系血亲或者三代以内旁系血亲；③因帮扶等形成亲情关系：仅限于养父母和养子女之间的关系、继父母与继子女之间的关系。”由此可见，我国并不允许非亲属活体器官交换移植。2006 年 4 月 12 日，我国武汉同济医院率先在国内开展供体交换的肾移植，两对夫妻的供者的 HLA 配型跟对方受体一致，经过伦理讨论后，供者分别把自己的肾脏移植给对方配偶体内。随后广州军区第二总医院及解放军 153 医院也分别在符合《人体器官移植条例》相关规定的情况下进行了 5 例供体交换活体肾移植手术。有专家指出这种交叉换肾的手术，可以增加 10% 的供体数量。

病例点评

本组病例是目前国内首例，也是迄今为止唯一一例儿童供体交换肝移植。对于儿童供体交换肝移植来说，除了上述的伦理争议外，手术后的效果更加重要。因为围手术期任何并发症都会引起两家的不满和矛盾，这就要求医师不仅要具备高超的手术技术，同时还要与手术室、麻醉科、监护室等密切配合，预防和及时处理各种并发症的发生。另外，为了公平公正起见，两台供体手术应同时进行。

（李威）

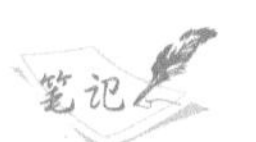

018 ABO 血型不合供肝在儿童肝移植中的临床应用 1 例

病历摘要

患儿，男，1 岁 7 个月，B 型血。出生 1 个月后出现皮肤、巩膜明显黄染，并且持续加深，尿色呈浓茶色，粪便呈间断性陶土色。无恶心、呕吐，无腹泻、便秘、便血。多次就诊外院，诊断为肝硬化，腹水。患儿家属遂自行给予口服中药治疗（具体不详），患儿在家中反复呕血，未行任何治疗。遂再次就诊外院，行腹腔镜检查后诊断为先天性胆道闭锁症。查体：全身皮肤巩膜中度黄染，腹壁膨隆，可见轻度腹壁静脉曲张，未见肠型及蠕动波。全腹肌紧张明显，无压痛、反跳痛，未扪及包块，墨菲氏征(-)，肝脾肋缘下 4 cm，质地硬，腹部移动性浊音(±)。上、下肢无凹陷性水肿。实验室检查显示：ABO 血型，B 型 Rh +。血常规：WBC 5.65 × 10^9/L，N% 55.0%，RBC 2.88 × 10^{12}/L，HGB 88 g/L，PLT 104 × 10^9/L。肝炎病毒：HBsAg(-)，HBsAb(+)，HBeAb(+)，HBcAb (+)。生化全项：ALT 126 IU/L，AST 151 IU/L，TBIL 341.4 μmol/L，DBIL 318.2 μmol/L，ALB 23.8 g/L，NH_3 122 μmol/L。腹部 B 超：肝脏增大，弥漫性病变。结合病史，入院诊断：胆汁淤积性肝硬化；胆道闭锁。患者入院后进行肝移植术前准备，术前化验抗 A 滴度为 1∶64，给予血浆置换一次。由患儿父亲（ABO 血型：AB 型

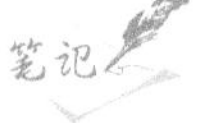

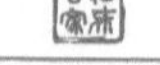

Rh+）提供肝脏左外叶，实施活体肝移植术，术后监测患儿抗A滴度为1：256，连续给予血浆置管2次。术后患儿恢复良好。

病例分析

由于儿童供肝短缺的矛盾加剧，部分危重肝病患儿可能因等不到血型相合的供肝急救而死亡。为了挽救危重患儿生命，在紧急状况下行ABO血型不合的儿童肝移植已逐渐被接受。

ABO血型不合肝移植术后容易发生抗体介导的体液免疫反应，导致血管和胆道并发症及移植肝失功能的发生率均较血型相合肝移植者高。儿童ABO血型不合肝移植具有关键性特征：低龄儿童（小于3岁）肝移植效果优于大龄儿童或成人，幼小儿童尚未成熟的免疫系统可能是其在ABO血型不合肝移植中比年长儿童或成人效果好的原因。

儿童ABO血型不合的肝移植临床所面临的主要问题是排斥反应及相关并发症的发生，如何减少抗体介导的排异反应是手术成功的关键。通过血浆置换、抗原特异性吸附方法来去除移植前抗A/B抗体。术后监测血凝集素滴度水平，若滴度水平升高（≥1：16）可通过免疫吸附、血浆置换等方法降低凝集素滴度水平。但是抗体在排斥反应中的作用还不是完全了解，临床上的排斥反应不总是与抗体滴度相关。脾切除虽然控制抗体产生和抗体介导的排斥反应，但是排斥反应发生率仍然很高，而且存在并发儿童败血症的风险。目前提倡在儿童肝移植中采用抗B细胞单克隆抗体（抗CD20抗体，利妥昔单抗）及三联免疫抑制剂基础上加大激素用量治疗替代脾脏切除术。

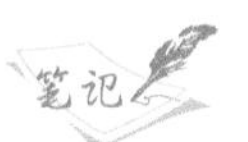

病例点评

目前认为，儿童血型不合的肝移植通过术前及术后综合防治措施，可以减少或避免术后发生严重的排斥反应。本例患儿通过术前充分准备、术中细致操作及术后精心管理，术后恢复顺利，并无任何并发症出现，成功挽救了患儿生命，是儿童血型不合肝移植成功的案例。

（潘宜鹏　李威）

笔记

肝移植术后并发症病例

019 肝移植术后胆道铸型治疗 1 例

病历摘要

患者，男，53 岁。主因乙肝肝硬化失代偿于 2013 年 11 月行原位肝移植手术。供体原发病为脑梗死，热缺血时间约 8 分钟，冷缺血时间 10 小时。术后早期肝功能指标恢复较慢，T 管引流胆汁颜色淡并有杂质，术后 7 周出院，出院前肝功能化验：ALT 32 IU/L，AST 7 IU/L，GGT 228 IU/L，ALP 246 IU/L，TBIL 21. 9 μmol/L，DBIL 12. 30 μmol/L。出院后门诊随访 GGT、ALP 始终高于正常。

2014 年 3 月入院拟拔 T 管，造影检查发现肝内胆管充盈缺损明显，受体侧略扩张，供体侧肝管显影差，考虑胆道铸型（图 13）。经放射科 DSA 下拔出 T 管，并更换 14F 粗管扩张窦道后行纤维胆道镜检查，发现铸型并完整取出（图 14）。术中发现胆道上皮炎症明显（图 15A），加用抗生素治疗，并留置支撑管继续引流（图 15B），目的是有利于剩余杂质随胆汁排出并预防炎症导致的非吻合口狭窄。患者于 2014 年 12 月顺利拔出胆道引流管，目前门诊随访肝功能指标完全正常。

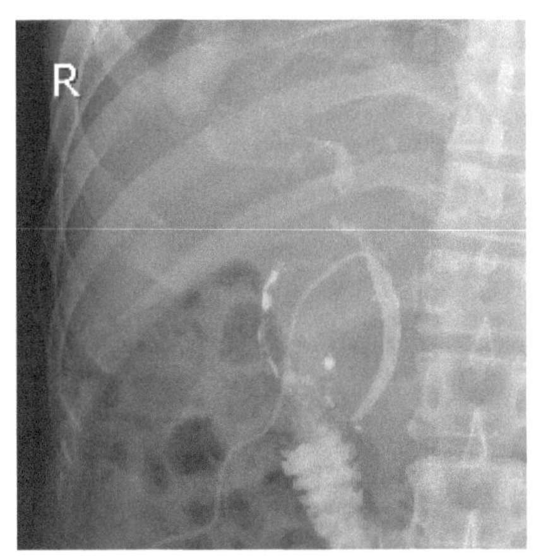

图 13　胆道造影

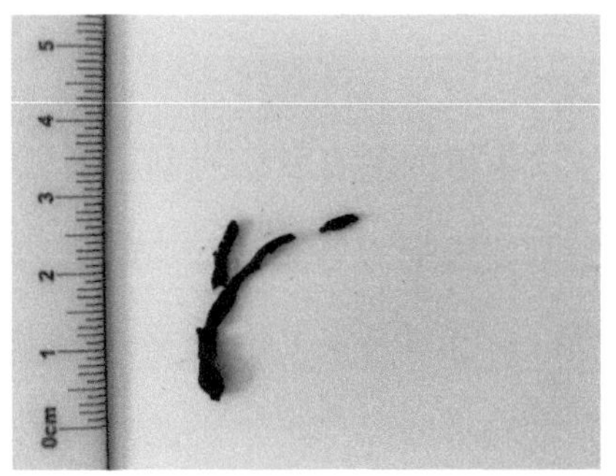

图 14　铸型

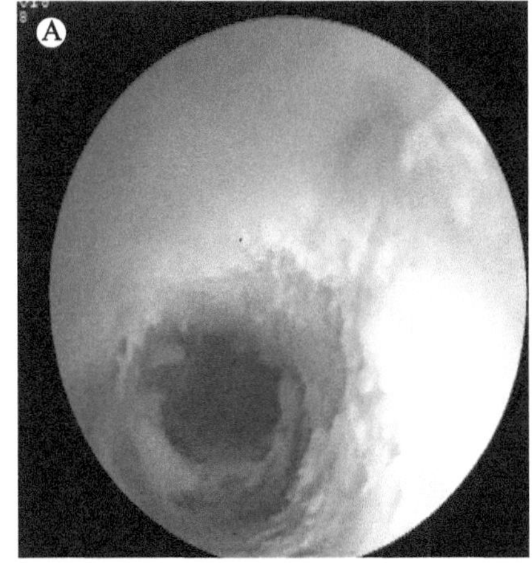

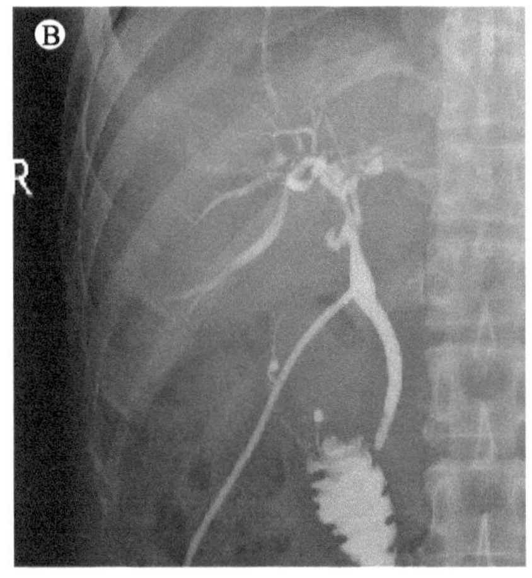

A. 术中发现胆道上皮炎症；B. 取出铸型后置管继续支撑引流。

图 15　胆道炎症及胆道造影下支撑管引流

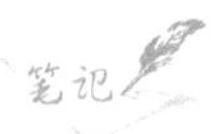

病例分析

胆道铸型综合征（biliary cast syndrome，BCS）是指肝移植术后在肝内外胆道内形成的胆道树铸型坏死物填充胆道，同时可伴有一处或多处非吻合口胆道上皮坏死、脱落，胆管壁胶原纤维组织增生、狭窄及胆管腔铸型物的形成，引起胆道系统梗阻和胆管炎等症候群。最早的“胆道铸型”概念是由美国的 Waldram 医师在 1975 年首次提出的。BCS 是肝移植术后少见但非常严重的并发症，目前其发生率为 3.4%～18%，可导致移植肝出现严重淤胆、肝功能衰竭甚至需要再次移植。

BCS 的主要发病机制：导致 BCS 的高危因素有很多，目前公认的主要因素有肝脏缺血/再灌注损伤、肝动脉并发症导致的胆道缺血、急性排斥反应；另外据报道还有感染丙型肝炎病毒（HCV）、长期肠外营养、手术应激等。

BCS 的临床表现：梗阻性黄疸（皮肤或黏膜的黄疸、深色尿、白陶土便及皮肤瘙痒）；胆道的感染（发热、感染性休克，胆汁病原微生物培养阳性）；肝功能指标（ALT、AST、GGT、ALP、TBIL、DBIL）升高，外周血白细胞计数升高，T 管胆道胆管造影出现胆道树充盈缺损。

BCS 的诊断：胆道造影是肝移植术后胆道并发症最直接、可靠的诊断方法。目前肝移植患者大多术中留置 T 管，可经 T 型管造影发现胆道充盈缺损，或经内镜逆行性胰胆管造影/引流术（ERCP）或经皮肝穿刺胆道造影（PTC），以及无创伤的磁共振胰胆管造影（MRCP）检查确诊。

BCS 的治疗：治疗 BCS 的核心内容是解除梗阻，纤维胆道镜或

ERCP 下取出胆道铸型，并继续支撑引流治疗随后的非吻合口狭窄，由于患者多合并胆道炎症甚至细菌感染，故需要同时加用抗生素预防感染。

病例点评

本例移植手术的供体热缺血时间及冷缺血时间均较长，国内学者报道热缺血时间超过 5 分钟将明显增加胆道并发症发生概率。患者术后早期即出现胆道上皮损伤坏死，进而导致了胆道铸型的发生，后经放射科医师血管造影术（DSA）下拔出 T 管并逐步更换较粗引流管扩张窦道，再经胆道镜取出铸型，肝功能得到了满意的恢复。

总之，BCS 是肝移植术后较为严重的胆道并发症，多数患者可通过纤维胆道镜取出铸型和后续的支撑引流解除梗阻症状，但 BCS 合并肝内外胆管弥漫性坏死堵塞的患者应尽早行再次移植。了解 BSC 特有的病因、机制、临床表现、诊断标准和相应的治疗方法，能更好地提高移植物的成活率，缩短患者的住院时间及改善患者的生活质量。

（路宾　吴凤东）

020 肝移植术后胆道吻合口狭窄内镜下治疗 1 例

病历摘要

患者，男，47 岁。主因“肝移植术后近 4 个月，发现胆道狭窄

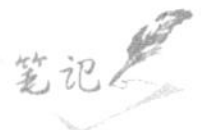

1 天。”入院。患者因“原发性肝癌，肝硬化失代偿期，慢性乙型病毒性肝炎，门静脉高压症”于 2018 年 7 月 3 日在我院行全麻下原位肝移植术，术后恢复顺利。术后病理诊断：（病）肝细胞性肝癌，中分化，患者术后 14 天行 T 管造影情况（图 16A）。患者术后 4 个月出现直接胆红素升高，行 T 管造影显示：受体侧胆道显影，供体侧胆道未见显影，提示胆道吻合口狭窄（图 16B），进一步行胆道 MRCP 检查证实胆道吻合口狭窄（图 17）。遂行内镜下胆道气囊扩张联合多支架置入内引流术，治疗后 2 周复查胆红素降至正常，恢复顺利出院。随访 3 年，复查肝功能持续正常，遂拔除胆道内支架。

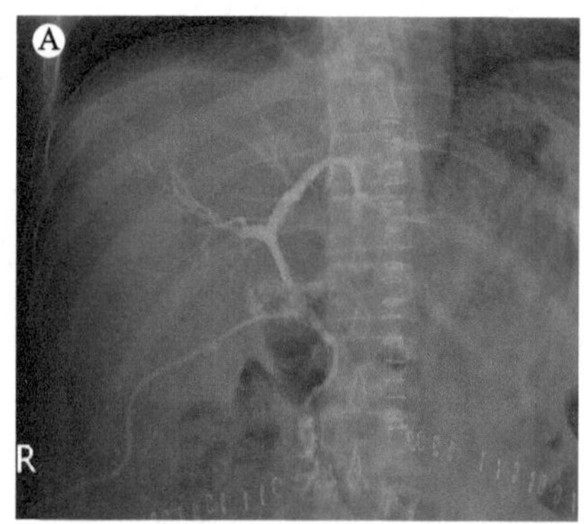

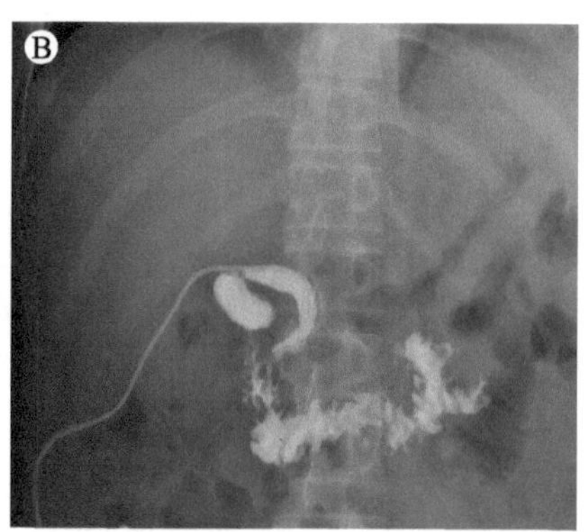

A. 术后 14 天 T 管造影胆道情况；B. 术后 4 个月 T 管造影胆道情况。

图 16　原位肝移植术后胆道情况

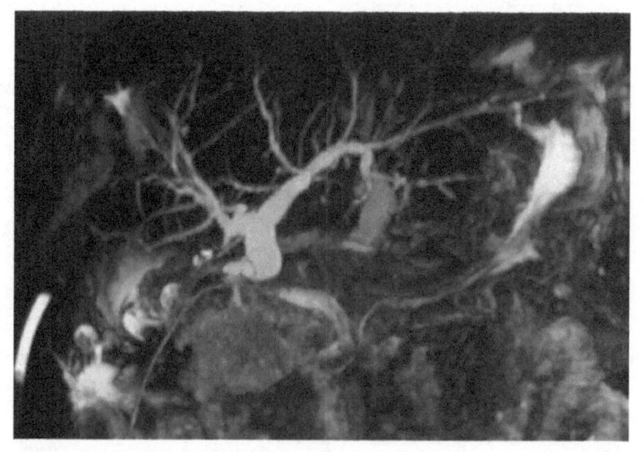

图 17　肝移植术后 MRCP 提示胆道狭窄，肝内胆管扩张

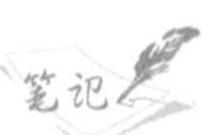

病例分析

肝移植术后胆道吻合口狭窄的发生率为5.0%~20.0%，其发生机制主要为局部缺血及纤维愈合，与手术相关因素如供肝胆管长度、横断的胆道及阶段性供血、胆管吻合口瘘、吻合口张力过高、缝合技术及为控制胆道出血而过分使用电凝等密切相关。肝移植术后胆道吻合口狭窄内镜下诊断条件为ERCP下胆道吻合口处不能有效通过造影剂。

肝移植术后吻合口狭窄治疗可分为非手术治疗（内镜介入治疗）和手术治疗。随着介入医学的不断发展，内镜介入治疗已替代手术治疗成为治疗肝移植术后吻合口狭窄的首选治疗方法，主要有经T管窦道、经皮肝穿胆管、经胰胆管介入治疗，包括行胆管球囊扩张、放置胆管支架或鼻胆管引流等。对多数早期单纯吻合口狭窄，放置内支架管或行球囊扩张具有显著的疗效。

对于非早期单纯吻合口狭窄，气囊扩张联合胆道塑料支架置入术是近年来较常采用的标准治疗方法。单纯行内镜下扩张易再狭窄，需反复多次扩张，扩张成功率是41%；而球囊扩张联合放置支架使狭窄处于持续扩张状态，效果明显优于单纯扩张治疗，成功率为75%，现一般采取先扩张，而后置入胆道支架，但胆道支架内腔易形成胆泥堵塞，平均3.6个月需更换。内镜下应用多支架可使胆道更加通畅，一方面通过支架内腔引流胆汁，另一方面还可通过多支架之间的间隙引流，不易堵塞，放置时间长，而且多支架总的扩张口径较单支架大，可起到明显的扩张作用，能迅速有效地缓解胆管狭窄所致的胆汁淤积，减轻黄疸，改善肝功能。国外研究也表明气囊扩张联合少支架治疗狭窄缓解率为77.2%，气囊扩张联合多支

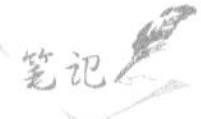

架治疗狭窄缓解率对早发型胆道吻合口狭窄为 84.3%，对晚发型胆道吻合口狭窄为 86.5%，且具有减少支架堵塞相关梗阻性黄疸及胆管炎并发症、减少总治疗时间、降低复发率的优点，效果优于传统的少支架治疗。

本例患者早期造影未见明显异常，但术后 4 个月行 T 管造影只有受体侧胆道显影。行 MRCP 检查提示：胆道吻合口狭窄，肝内胆道扩张，且供体胆道与受体胆道成角。单纯更换胆道支撑管可解决吻合口狭窄问题，但供体胆道与受体胆道成角问题未能解决。鉴于行胆道支架置入术可同时解决两个问题，本例遂采用气囊扩张联合多支架置入内引流术（图 18），疗效满意，有效解决了胆道吻合口狭窄的问题。

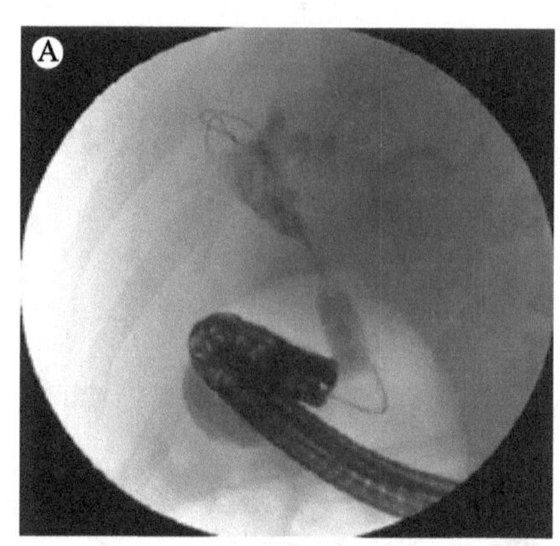

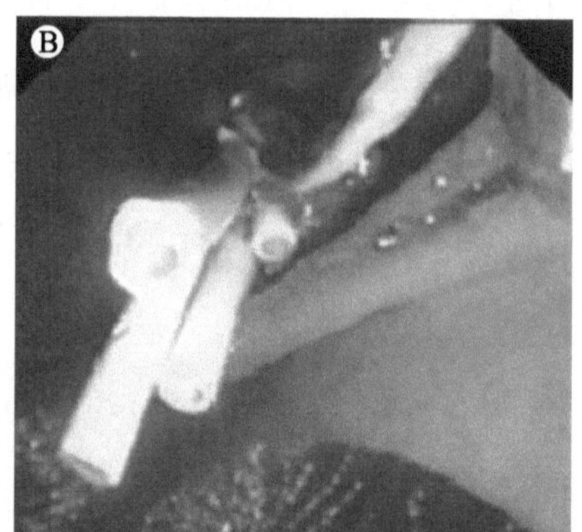

A. ERCP 造影提示胆道吻合口狭窄；B. ERCP 置入 4 根塑料胆道支架。

图 18　胆道狭窄内镜下治疗情况

病例点评

内镜下胆道气囊扩张联合多支架置入内引流术治疗肝移植术后胆道吻合口狭窄并不增加术后并发症的发生风险，是一项安全性及

笔记

有效性较高的治疗手段，可作为目前肝移植胆管端端吻合术后胆道吻合口狭窄的一线治疗方法。

（李自强　邹卫龙）

021 肝移植术后肝动脉栓塞 1 例

病历摘要

患者，男，49 岁。主因“发现乙肝表面抗原阳性 5 年，肝占位 1 周”入院。入院诊断：原发性肝癌，乙肝后肝硬化，慢性乙型病毒性肝炎。患者入院前 3 个月曾行肝动脉造影 + 肝动脉栓塞化疗术。术前行腹部增强 CT + 腹部非创伤性血管成像技术（CT angiography，CTA）检查，肝动脉成像未见异常（图 19）。患者全麻下行原位肝移植术。术中出血量约 800 mL，输血量：悬浮红细胞 400 mL，新鲜冰冻血浆 400 mL。术后 3 天腹部超声提示：移植肝肝动脉未见血流信号。行 CTA 检查，可发现患者肝固有动脉起始端之后的肝动脉均未显影，考虑肝动脉栓塞（图 20）。急诊行血管造影术（digital subtraction angiography，DSA）术中造影发现肝固有动脉起始段 0. 5 cm 开始栓塞，脾动脉及腹腔干未见明显异常。微导管未能进入栓塞部位，故未行溶栓治疗。遂急诊行剖腹探查 + 肝动脉重建术。术中发现游离肝动脉直至腹腔干动脉、脾动脉，均因内外膜剥脱而无法进行血管重建。遂决定行腹主动脉架桥术。再次与供体肝动脉重建吻合。术后患者恢复顺利出院。

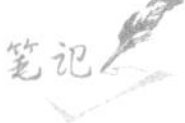

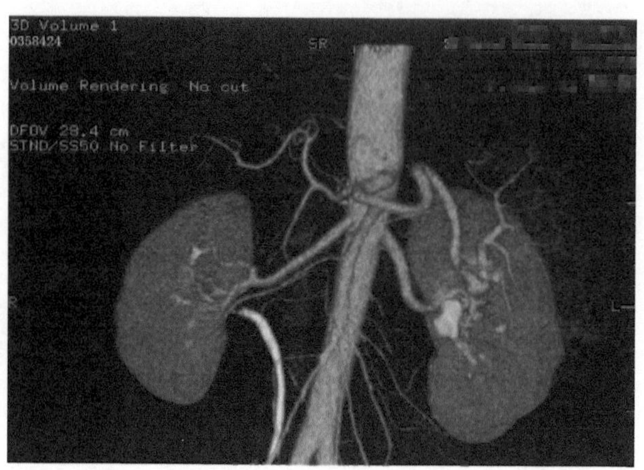

图 19　术前 CTA

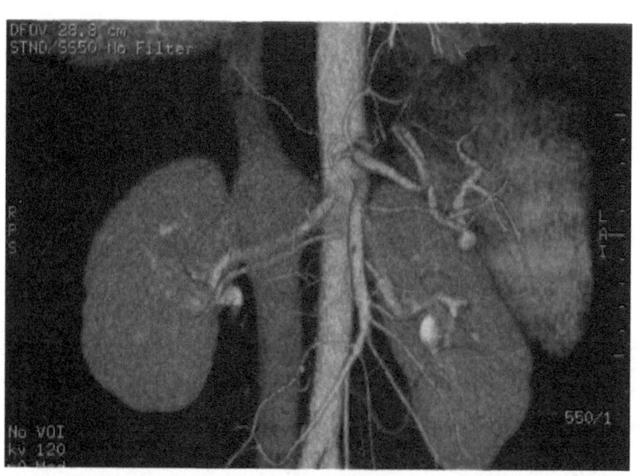

图 20　术后 CTA

病例分析

肝动脉血栓形成是肝动脉栓塞（hepatic artery thrombosis, HAT）的主要成因，也是肝移植后严重的血管并发症。据国外文献报道 HAT 发生率在成人肝移植为 2%～9%，占所有动脉并发症的

50% 以上，发生患者的死亡率为 27%～58% 。国内文献报道 HAT 肝移植术后 HAT 发生率在成人肝移植为 1%～6% 。肝动脉栓塞是导致术后早期移植物丢失和再移植的主要因素。

肝移植术后 HAT 的发生病因尚不十分清楚。目前认为 HAT 的形成原因有：①直径小于 3 mm 的肝动脉；②供体、受体肝动脉管径不匹配，或肝动脉过长、迂曲，均易发生 HAT；③动脉吻合技术原因，血管钳钳夹过度牵拉动脉引起血管内膜损伤；④移植物的排斥反应。早期发生 HAT 可能由于急性排斥反应引起内皮细胞损伤，由于移植物水肿而降低其血管的顺应性，这时肝动脉血流速度减慢，易发生 HAT。后期发生 HAT 可能由于抗体介导的一种慢性排斥反应；⑤术中输入过多的新鲜冻干血浆或术后抗凝治疗不利，以及冷缺血时间过长等因素。本例患者术后早期发生肝动脉血栓，分析导致 HAT 最主要原因为受者术前因肝动脉造影导致受体肝动脉血管内外膜剥脱，且肝动脉过长、迂曲。

超声多普勒肝动脉血流检测是诊断 HAT 的常用方法，具有操作简单、灵敏性较好的优点。此外，采用 CTA 检查可以明确诊断 HAT，有助于了解肝动脉迂曲走行及栓塞位置，提供 DSA 治疗方案。DSA 对于 HAT 既可以明确诊断，同时还可对血栓进行溶栓治疗。

目前，肝移植后 HAT 患者的治疗方式主要包括四种：再次肝移植、外科血管重建、血管内血管再通和保守治疗。对于急性 HAT 的发生，不完全肝动脉栓塞可以通过低分子肝素抗凝、溶栓再通等保守方法治疗。对于完全肝动脉栓塞者则应尽早进行溶栓取栓。DSA 既是明确诊断的检查，也是血管内溶栓取栓的有效办法，可作为肝动脉栓塞早期的选择办法。若 DSA 术中溶栓取栓困难或失败，则急需行外科血管重建，以争取尽早恢复肝动脉血流，避免肝脏大

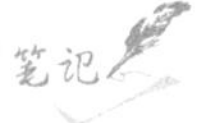

片面积的坏死。我中心此例患者在发生急性肝动脉栓塞后及时行肝动脉造影 + 肝动脉溶栓取栓术，但肝动脉溶栓取栓失败。遂决定行肝动脉重建术。肝动脉重建可以选择腹腔干动脉、脾动脉及胃左动脉等邻近动脉；若以上动脉均不可用时，可采取本例患者肝动脉重建办法：腹主动脉桥血管肝动脉重建。若肝动脉重建失败，则需再次行肝移植术。国内的大宗病例统计中，发生 HAT 的患者中 50% ~ 70% 需要再次行肝移植术。

肝移植术后 HAT 一旦发生，患者预后极差，是肝移植领域急需解决的难题。因此，肝移植术后 HAT 的预防至关重要。结合肝移植术后 HAT 发生的病因，也许可以通过提升手术技术、缩短肝移植手术时间，降低手术因素导致的 HAT 发生率；采取有效措施降低器官缺血再灌注损伤和器官保存损伤，如器官低温机械灌注、亚低温携氧灌注等；避免使用供受体血管口径不匹配或供受体体重相差过大的器官进行肝移植；避免使用感染的供体器官或待供体感染控制后再获取的器官；调整受者术前状态，如改善血液高凝状态、控制感染、戒烟等；手术过程中避免钳夹、牵拉血管；手术过程中避免过多使用凝血药物治疗；术后加强抗排斥治疗，降低术后急性排斥反应发生率；术后早期适当抗凝或抗血小板治疗，降低血栓形成风险；术后密切监测患者状态，如怀疑出现 HAT，应立即行相关检测以明确诊断，选择合理方案及时处理。

病例点评

笔记

此例患者肝移植术后早期发生肝动脉栓塞，予患者行 CTA 检

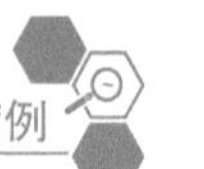

查、肝动脉造影确诊后，积极采取了外科手术治疗，并取得了良好的治疗效果。因此，对于超声高度怀疑肝动脉栓塞时，应尽快明确诊断，尽早恢复肝动脉血流，必要时行外科手术治疗，如肝动脉血管重建术，可取得较好的临床疗效。

（李自强　邹卫龙）

022 肝移植术中处理预防脾动脉盗血1例

病历摘要

患者，男，46岁。主因“发现肝占位1年余”入院。患者行腹部CT：肝占位，考虑肝癌；肝硬化、脾大、脾门区及胃底静脉曲张。诊断：原发性肝癌，肝硬化失代偿期，慢性乙型病毒性肝炎，门静脉高压症。患者于2018年7月3日全麻下行原位肝移植术。术中鉴于脾动脉明显扩张增粗、管径超出肝动脉2倍以上（图21），为避免脾动脉盗血发生，于胃后－胰腺上缘中段游离3 cm脾动脉，采用3－0prolene线双重环阻脾动脉（图22），环阻后肝动脉血流更加满意。术中出血量约2000 mL，输血量：悬浮红细胞1600 mL，新鲜冰冻血浆1600 mL，自体血500 mL。术后常规免疫抑制治疗后，恢复顺利出院。

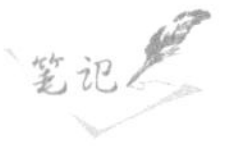

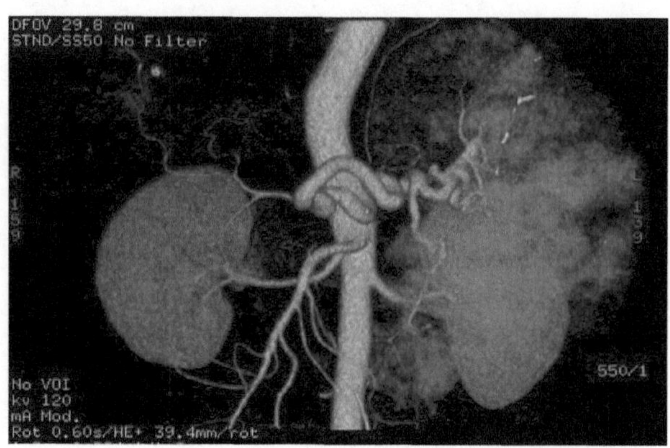

图 21　术前肝动脉造影情况

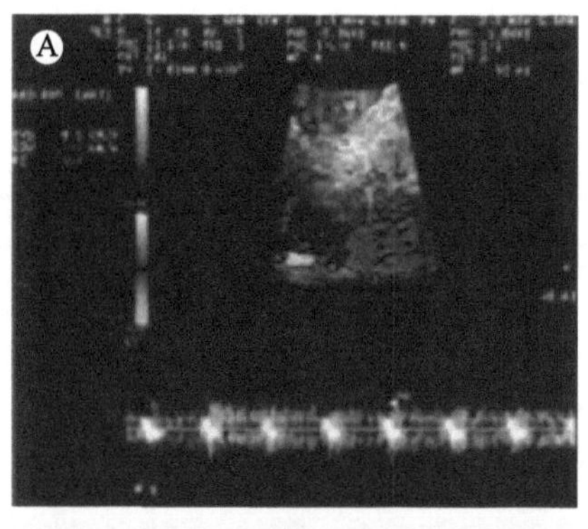
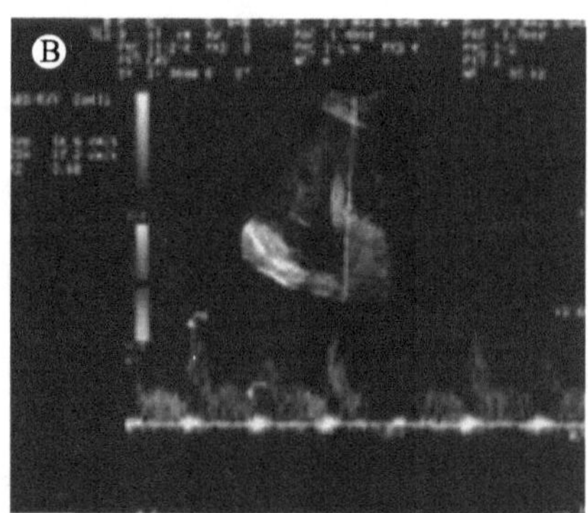
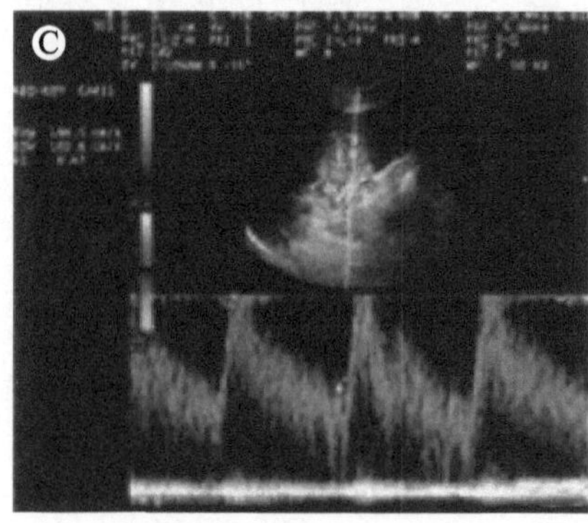
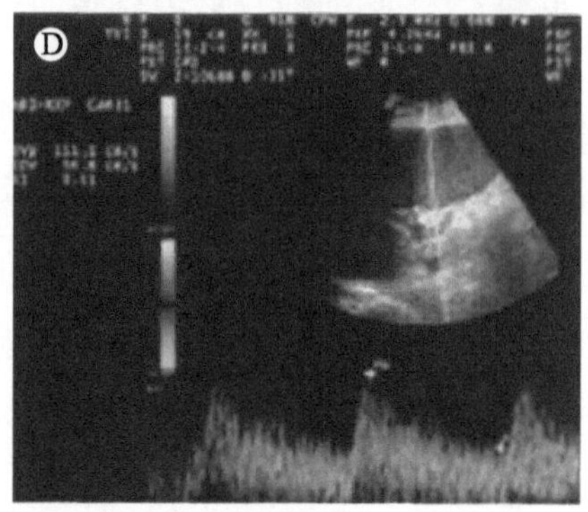

A. 脾动脉环阻前肝动脉血流；B. 脾动脉环阻后肝动脉血流；C. 脾动脉环阻前脾动脉血流；D. 脾动脉环阻后脾动脉血流。

图 22　脾动脉盗血综合征患者脾动脉环阻前后肝脾动脉超声图

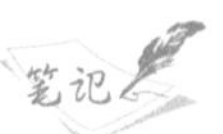

病例分析

脾动脉盗血综合征以肝总动脉通畅而粗大的脾动脉“争夺”血流致使肝动脉向肝血流下降、移植物低灌注、肝组织缺氧为特征。文献报道其发生率约3%~10%。

肝移植术后脾动脉盗血往往缺乏特征性临床症状，多表现为肝脏酶学升高、胆汁淤积、缺血性胆管损害、肝动脉血栓形成、急性移植物功能衰竭等，其发病率常常被低估。动态血管造影或超声造影显示肝动脉血流灌注下降，肝右动脉收缩期峰值流速（PSV＜30.0 cm/s）、肝右动脉阻力指数（RI＜0.4 或＞0.8）、脾动脉口径肝总动脉口径比值（SA/CHA）＞1.5 是其诊断的金指标。该例患者术前CTA及术中均发现脾动脉口径是肝总动脉口径的2倍，即SA/CHA为2(＞1.5)，发生脾动脉盗血的概率极大，故术中给予双重环阻脾动脉，既保证了入肝血流，又有效阻止脾坏死，避免脾切除。患者术中采用超声行环阻前后肝动脉血流情况对比证实环阻后肝动脉血流更加满意。

脾动脉盗血常见的原因：①移植物本身病理学改变。单因素分析显示供肝脂肪变和年龄≥55岁是导致脾动脉盗血发生的危险因素。脂肪变供肝和老年供肝肝脏质地硬度增加、脂肪或纤维成分导致肝动脉床外周阻力增加，导致脾动脉“被动”盗血。②高动力门静脉血流。门静脉高血流量增加肝窦压力，致使肝动脉向肝血流迟缓、降低，而血流早期、快速流向脾动脉。③脾动脉虹吸作用。脾动脉直径增粗、阻力相对较低对腹腔血管血流产生优势分流，这可能是“脾动脉盗血”最初概念的来源。环阻或栓塞后脾动脉血流显著降低正是有效阻断“虹吸”效应的影像学证据。

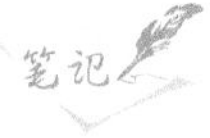

干预措施：①术前或术中预计脾动脉盗血风险患者肝移植术中通过不可吸收缝线环形缩窄脾动脉，手术操作简单易行，既保证了肝动脉充分的向肝血流，又不完全阻断脾动脉血运；②术后发生脾动脉盗血且肝动脉未发现血栓形成时腹腔血管造影明确诊断并同步采取肝动脉螺圈栓塞，尤其是将螺圈安置在脾动脉中部，允许侧支循环灌注脾脏可以显著降低感染等并发症、降低脾脏切除发生率。

病例点评

肝移植术后脾动脉盗血要引起临床医师的足够重视，因为它严重影响着移植物的丢失率和移植患者的生存率。对于移植术后脾动脉盗血的患者要积极抓紧时机，术前行腹部 CTA 血管重建或术中测定，明确是否 SA/CHA > 1.5，术中行脾动脉环阻办法提高肝动脉血流，术后检测移植肝血流情况。是促进移植肝功能恢复的关键。

（邹卫龙）

023 肝移植术后重症肺炎 1 例

病历摘要

笔记

患者，女，49 岁。主因“急性肝衰竭”收住 ICU，24 小时后急诊行肝移植手术。术后应用甲强龙 + 他克莫司 + 吗替麦考酚酯抗排斥治疗，哌拉西林他唑巴坦 + 卡泊芬净预防感染。术后 24 小时清醒，脱离呼吸机拔除气管插管，转出 ICU。术后第 4 天患者出现呼吸急促，咳嗽，咳黄色痰，黏稠，量中等，伴发热 38.5 ℃，监测经皮血氧饱和度降至 88%，给予吸氧，氧饱和度升至 95%，抗生素应用美罗培南 1 g，3 次/天，暂停免疫抑制剂。体格检查发现双肺呼吸音粗，右肺可闻及湿啰音。化验提示：WBC 18×10^9/L，N% 85%，ESR 45 mm/h，CRP 15 mg/mL，PCT 1.0 ng/mL。2 天后痰培养回报：未见细菌生长。加用左氧氟沙星注射液覆盖非典型病原体。治疗 3 天患者持续发热，白细胞持续增高，呼吸道症状无明显缓解，血液真菌 G 试验（1，3 - β - D 葡聚糖检测）和 GM 试验（曲霉半乳甘露聚糖检测）阴性，痰涂片持续未见真菌孢子和菌丝。患者低氧血症加重，呼吸衰竭，给予气管插管，呼吸机辅助呼吸，改善缺氧。支气管镜肺泡灌洗标本送检报告：鲍曼不动杆菌，为多药耐药菌，对碳青霉烯类抗生素耐药，对多黏菌素、替加环素敏感，对头孢哌酮/舒巴坦钠中介。停用美罗培南和左氧氟沙星，更换为头孢哌酮/舒巴坦钠 3 g，每 6 小时 1 次，替加环素 100 mg，每 12 小时 1 次。胸部 CT 显示双肺斑片状渗出阴影（图 23）。更换抗生素后第 3 天，患者体温开始下降，为 37.5 ℃，呼吸机条件下调，血气改善。继续治疗 2 天，脱离呼吸机，患者痰量减少，双肺湿啰音明显减少。更换抗生素第 7 天，患者体温正常。复查血常规：WBC 5.8×10^9/L，N% 70%，PCT 0.5 ng/mL。拔除气管插管，复查胸部 CT，双肺渗出较前片明显吸收（图 24）。患者转出 ICU，继续治疗 3 天，停用抗生素。

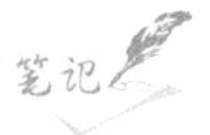

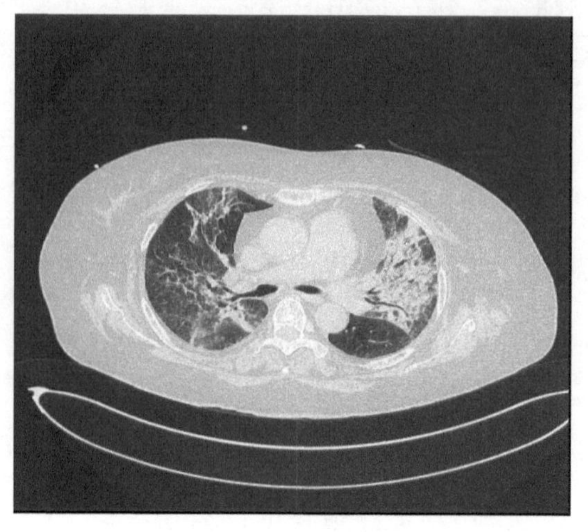

图 23　双肺斑片状渗出阴影（术后第 7 天）

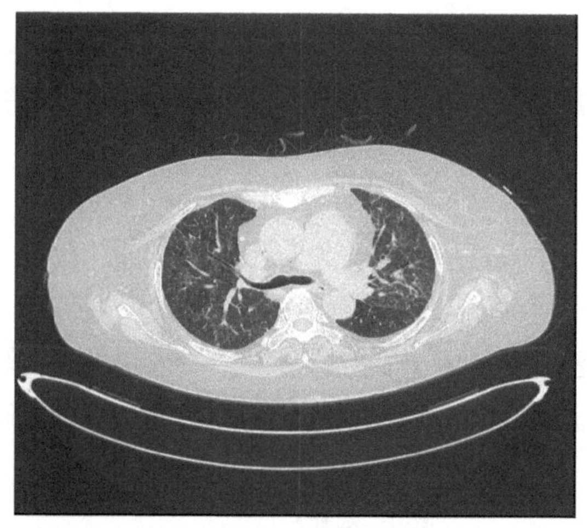

图 24　双肺渗出较前明显吸收（术后第 14 天）

病例分析

在过去的 20 年中，由于免疫抑制剂和外科技术的进步，肝移植技术取得了巨大进展，已成为救治各种终末期肝脏疾病的有效手

段。而移植术后感染是术后最常见的并发症，发生率高达24%~51%，重型肝炎患者更是高达80.4%，是肝移植后受者死亡的主要原因之一。

器官移植术后感染的特点存在共性，即术后感染谱随时间的不同而变化。大致可以将移植术后划分为三个阶段：移植术后第1个月，第2至第6个月及手术6个月之后。不同阶段感染的特点不同，移植术后第1个月往往是感染发生率最高的时间，病原体与接受相同时限重症监护的其他术后患者类似，为院内感染。95%的感染病原菌为细菌和真菌。肝移植术后细菌感染的高危因素包括急性排斥反应、ICU住院时间较长、术前合并急性肝衰竭等。移植术后第2至第6个月，此时患者主要面临机会性感染的危险，绝大多数由巨细胞病毒和伊氏肺孢子菌引起。移植术6个月之后感染的类型主要取决于移植物的功能和制定的免疫抑制方案。

肝移植术后早期感染的病原菌多为多重耐药菌，这主要与抗生素的选择压力有关。研究发现，大约60%以上的肝移植受体在移植术后早期会经历感染。耐药菌的感染导致患者住院时间延长、机械通气时间延长和死亡率增加。本例患者术前为急性肝功能衰竭，在外院住监护室时间长，应用广谱抗生素1周以上，来我院行肝移植手术，术中及术后使用免疫抑制剂，具有发生细菌感染尤其是多重耐药菌（multiple drug resistant bacteria，MDR）感染的多种危险因素。患者肝移植术后出现呼吸道症状，如气道脓性分泌物，血象白细胞增多，加上胸部CT显示新出现的浸润影，临床肺炎诊断明确。患者出现呼吸衰竭，需要机械通气支持，诊断为重型肺炎。

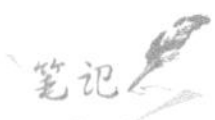

重症肺炎的治疗重点就是针对病原学的抗感染治疗。为确立

临床诊断，应立即安排病原学送检，气道分泌物的涂片、培养，血培养，胸水的穿刺送检等，必要时行支气管肺泡灌洗，对移植术后的患者注意真菌、病毒、肺孢子菌等病原学的检查。安排病原学检查后，应尽早进行经验性抗感染治疗，如果延迟治疗，即使药物选择恰当，仍可导致病死率增加及住院时间延长。选择抗生素时需要正确评估 MDR 菌感染的危险因素：前 90 天内曾静脉使用过抗菌药物；有 MDR 菌感染或定植史；反复或长期住院病史；入住 ICU。病原学明确后，针对性治疗应立即开始，以早期、足量、联合为原则使用抗菌药物。对耐药不动杆菌，可以选择舒巴坦及其复合制剂、多黏菌素或替加环素或碳青霉烯类、氨基糖苷类、氟喹诺酮类等，可以根据药敏结果二联或三联联合使用。对碳青霉烯类耐药的鲍曼不动杆菌，多黏菌素、舒巴坦及其合剂、替加环素的常用联合方案为：多黏菌素和舒巴坦及其合剂，氨基糖苷类或替加环素。本例感染早期没有病原学结果，经验性治疗效果不好，待到病原学结果报告后，根据药敏结果更换为敏感的抗生素治疗后临床症状才逐步改善，取得了满意的治疗效果。

对移植术后的患者应该尽可能减少和控制各种危险因素，降低感染的发生率，可能比感染发生后去控制感染更有意义。患者早期应进行保护性隔离，对有耐药菌感染或定植者，应采取接触隔离措施。加强危重症患者的营养支持治疗，及时纠正水电解质、酸碱失衡。关注围手术期（特别是接受胸部及上腹部手术）患者的气道管理，加强呼吸道湿化并保持通畅。鼓励患者手术后早期下床活动，少用镇静剂。采用氯己定（洗必泰）进行口腔护理，减少上呼吸道和（或）消化道病原菌定植等，这些措施对降低感染发生具有积极作用。

笔记

病例点评

本例患者肝移植术后 4 天出现肺部感染，依据呼吸道症状和体征、血常规显示白细胞增多及中性粒细胞比例增加，胸部 CT 发现新的浸润影，肺炎诊断明确。

对于此类患者应注意，多具有多种耐药菌感染的危险因素，术后容易并发耐药菌感染。常见的危险因素包括 MDR 菌感染或定植史、反复或长期住院病史、入住 ICU、接受糖皮质激素或免疫抑制剂治疗或存在免疫功能障碍、在耐药菌高发的医疗机构住院、皮肤黏膜屏障破坏（如气管插管、留置胃管或深静脉导管等）。抗生素的经验性使用要根据本医疗机构的病原谱及药敏结果选择。

一旦明确病原学为耐药菌感染，治疗上一定选用药敏敏感的抗生素，足量足疗程，而且要联合使用，避免耐药产生，提高治愈率。

（雷联会）

024 肝移植术后肺结核的诊治 1 例

病历摘要

患者，男，57 岁。因“原发性肝癌”于 2016 年 9 月行原位肝

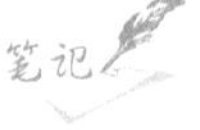

移植术，术后肝功能恢复正常。术后 3 个月出现新发糖尿病，经胰岛素治疗后血糖控制满意。2017 年 6 月患者无明显诱因出现咳嗽、咳黄色脓痰，伴发热，最高可达 38.5 ℃，多为午后发热，伴乏力，无胸闷、胸痛，无盗汗，行胸部 CT：双肺下叶炎性表现（图 25A），就诊我院。入院时抗排斥方案为：西罗莫司 + 吗替麦考酚酯。化验 ESR 37 mm/h，CRP 42.35 mg/L，WBC 3.64×10^9/L，PLT 78×10^9/L，HGB 80 g/L，肝肾功能正常；真菌 G 试验（+），结核菌特异性 IFN-γ 检测（+），结核菌素皮肤试验（tuberculin skin test，TST）（-）；降钙素原检测、真菌 GM 试验、病毒全项、巨细胞病毒（cytomegalovirus，CMV）DNA、呼吸道病毒九联检测均未见异常。多次送检痰标本查抗酸杆菌（-）、痰培养（-）。行支气管镜检查，支气管灌洗液普通培养（-）、GM 试验（-）、抗酸杆菌涂片（-）。给予莫西沙星及伏立康唑（威凡）抗感染治疗，患者症状无缓解，治疗 2 周后复查胸部 CT 显示炎性病灶较前无变化。考虑肺结核不除外，遂停用威凡，给予诊断性抗结核治疗。治疗方案：帕司烟肼（0.3 g/次，每日 3 次）、乙胺丁醇（0.75 g/d）、利福喷汀（0.45 g/次，每周 2 次）、盐酸莫西沙星（拜复乐）（0.4 g/d）。因抗结核药物可降低西罗莫司浓度，治疗期间酌情加量，调整西罗莫司剂量。抗结核治疗 5 天后，体温降至正常，症状缓解。治疗 3 周复查胸部 CT 显示双肺炎性病灶较前明显吸收（图 25B）。继续治疗 2 周后出现肝功异常：ALT 94 IU/L，AST 143 IU/L，GGT 664 IU/L，ALP 198 IU/L，TB 19.0 μmol/L，DBIL 12.5 μmol/L。腹部超声及 MRCP 检查未见异常。将利福喷汀减量为每周 0.45 g，给予保肝降酶对症治疗，肝功逐渐恢复正常。最后诊断：肝移植术后肺结核。抗结核治疗 6 个月后复查胸部 CT 双肺炎性病灶完全消失（图 25C）。继续维持治疗 1 年半，复查肝肾功能正常，胸部 CT 未见异常。

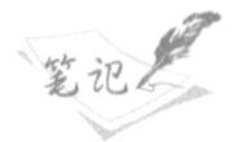

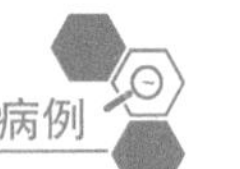

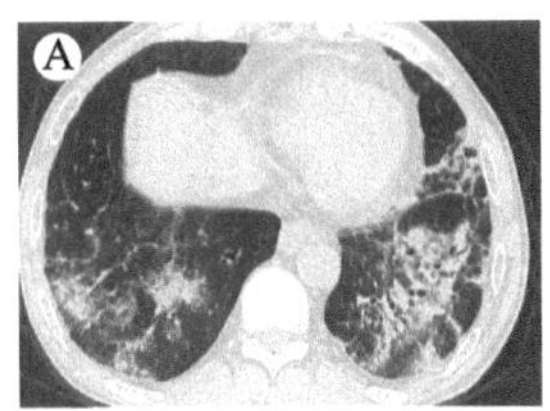
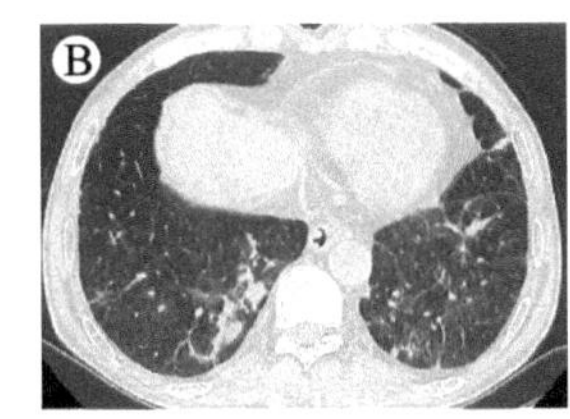
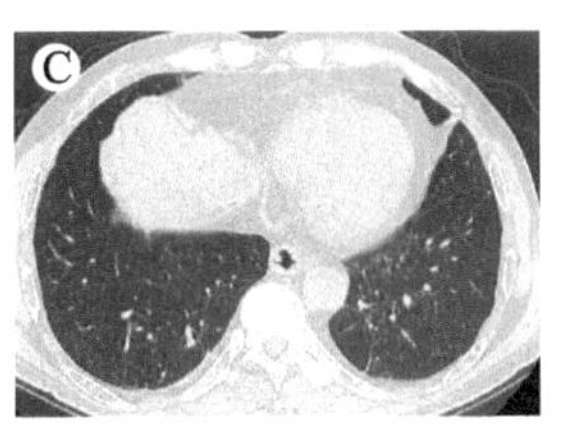

图 25　患者抗结核治疗前后肺部 CT 影像变化

病例分析

肝移植术后受体结核病的发生率较高，是普通人群的 20 倍以上。文献报道成人肝移植术后活动性结核病的发病率为 0.47% ~ 2.3%，死亡率高达 31%。肝移植术后结核病多发生在术后 1 年内，中位时间 4 ~ 11 个月，且大多数是潜伏感染结核分枝杆菌重新被激活所致。

肝移植术后结核感染可发生在全身不同组织器官，肺结核的发生相对较多。因肝移植术后结核感染的症状、临床表现多不典型，且缺乏有效的诊断手段，故诊断困难，其发生率往往被低估，易误诊。实体器官移植术后结核病的高危因素主要包括使用淋巴细胞清除抗体、免疫抑制治疗过度、慢性肾功能不全、糖尿病、贫血、丙型病毒性肝炎感染、慢性肝病、高龄受者等。结核病的临床典型症状多表现为发热、盗汗和体重下降、淋巴结肿大、外周血白细胞增多。PPD 试验、痰或肺泡灌洗找结核菌、影像学检查及活检仍是综合诊断手段。TST 试验和结核菌特异性 IFN－γ 检测是诊断潜伏性结核感染的两种主要方法。但器官移植术后受者的免疫抑制状态使得 TST 试验的敏感性降低，诊断价值不如结核菌特异性 IFN－γ 检测。肝移植术后肺结核的影像学特征多不典型，炎性病灶伴空洞并

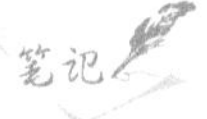

不多见。因此，对于那些找不到病原体的发热，一定要注意排除结核病，必要时可采取诊断性抗结核治疗，诊断性抗结核治疗在此种情况下是挽救患者生命的唯一措施。本例患者术后出现新发糖尿病，以咳嗽、咳痰及午后发热为主要症状，结核菌特异性 IFN－γ 检测阳性，未查到其他致病菌，肺部 CT 显示双肺炎性病变，抗细菌及真菌治疗无效，采取诊断性抗结核治疗有效，因此结核病诊断明确。

肝移植术后的结核感染患者，若其肝功能正常，可采用传统的三联或四联抗结核治疗方案。因患者免疫功能低下，需按照“早期、规律、全程、适量、联合”的原则合理使用抗结核药，保证结核病治疗的有效性。传统的一线抗结核药物的肝毒性较大，肝移植术后患者更宜采用异烟肼/帕司烟肼＋利福喷汀＋喹诺酮类＋乙胺丁醇的四联抗结核治疗。另外异烟肼和利福平可增加类固醇药物的代谢，利福平还能增强 P450 酶系的活性，加速钙调蛋白抑制剂和西罗莫司的代谢，使其血药浓度降低，增加排斥反应的风险。密切监测抗排斥药物（他克莫司、环孢素和西罗莫司）的血药浓度，及时调整抗结核药物和抗排斥药物的剂量。出现肝功能异常时，要注意鉴别药物性肝损害和排斥反应。本例患者通过增加抗排斥药物剂量降低了急性排斥反应的发生风险；对于药物性肝损害，通过采取调整抗结核药物及加强保肝治疗，取得了满意的疗效。

病例点评

肝移植受体免疫力低下，为机会性感染易感人群，应警惕结核分枝杆菌感染。肝移植术后结核病的临床表现不典型，易被误诊。对于不能早期明确诊断，其他抗感染治疗效果不佳，结核菌特异性 IFN－γ 检测阳性，且高度怀疑结核感染时，诊断性抗结核治疗十

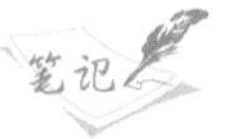

分必要。对于移植术后患者，早期、足量和全程的抗结核治疗可取得满意疗效。因抗结核药物有潜在肝毒性，且可降低免疫抑制剂浓度，应密切监测免疫抑制剂浓度，适时调整免疫抑制剂药量，防止发生排斥反应，同时酌情应用保肝药物。重视肝移植术后结核的早期诊治有利于提高移植受者与移植物的长期存活。

（张庆）

025 肝移植术后新发自身免疫性肝炎的诊治 1 例

病历摘要

患者，女，29 岁。因“肝硬化失代偿、肝豆状核变性”于 2011 年行原位肝移植术，术后抗排斥反应方案为：他克莫司 + 吗替麦考酚酯 + 甲泼尼龙，肝功能恢复正常后出院。甲泼尼龙逐渐停用。随访期间复查血常规、肝肾功能均正常。2017 年 6 月因间断性出现肝功能异常入院。入院时肝功能：ALT 303 IU/L，AST 474 IU/L，GGT 502 IU/L，ALP 335 IU/L，ALB 28.6 g/L，TBIL 97.7 μmol/L，DBIL 60.0 μmol/L。凝血四项：PT 13.3s、PT% 65.7% 。自免肝抗体谱无阳性。IgG 25.90 g/L，γ 球蛋白 34.9% 。FK506 4.1 ng/mL。血铜蓝蛋白 0.235 mg/L，在正常范围。肝炎六项、CMV - DNA(-)。腹部彩超显示：移植肝肝硬化改变，血流未见异常。MRI 显示：肝硬

化，肝内外胆管未见狭窄或扩张。行肝脏穿刺活检，组织病理学检查结果提示（图 26）：（肝移植术后肝穿组织）早期肝硬化，界面炎明显，汇管区可见大量浆细胞及淋巴细胞浸润，考虑自身免疫性肝炎（autoimmune hepatitis，AIH），未见明显急、慢性排斥反应，病变程度相当于 G3－4S4，特殊染色：铜染色（少数＋）。根据 2008 年提出的自身免疫性肝炎简化诊断积分标准，本例评分为 6 分，诊断为自身免疫性肝炎可能。治疗上给予硫唑嘌呤、激素标准化治疗，硫唑嘌呤 50 mg q. d. 、泼尼松龙 30 mg q. d. （第 1 周 30 mg/d，第 2 周 20 mg/d，第 3～4 周 15 mg/d，之后以 10 mg/d 维持），调整免疫抑制剂，普乐可复由 1 mg/12 h 减为 0. 5 mg/12 h，同时辅以保肝、抑酸及补钙等对症治疗。治疗期间每周复查肝功能，治疗 1 周肝功能出现好转，治疗 2 周肝功能明显好转，ALT 18 IU/L，AST 18 IU/L，GGT 168 IU/L，ALP 124 IU/L，ALB 37. 8 g/L，TBIL 42. 5 μmol/L，DBIL 25. 2 μmol/L。凝血四项：PT 12. 8s、PT% 69. 4%。因治疗有效，最后确诊为肝移植术后新发自身免疫性肝炎。治疗 4 周时，患者出现白细胞减少（WBC 2. 89 $\times 10^9$/L）、血小板减少（PLT 46 $\times 10^9$/L），停用硫唑嘌呤，泼尼松龙（15 mg/d）继续治疗。治疗 5 周后化验肝功能指标基本正常，随后泼尼松龙 5～10 mg/d 长期维持治疗，复查肝肾功均正常。

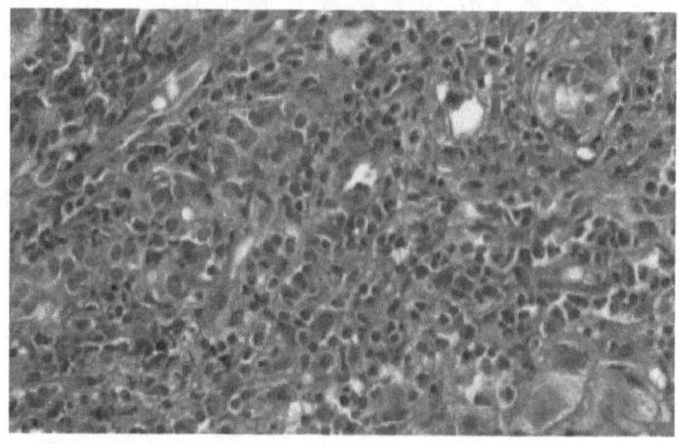

图 26　肝移植受者移植肝穿刺活检组织病理结果（HE 染色 ×200）

笔记

病例分析

自身免疫性肝炎是一种自身免疫性疾病，由遗传易感性和环境因素共同作用，促发 T 淋巴细胞介导的针对肝细胞的免疫损伤，引起肝脏进行性炎症坏死和纤维化。据文献报道，成人肝移植术后新发 AIH 发病率为 0.4%～5.6%。目前认为移植前的肝脏基础疾病是肝移植术后新发 AIH 的相关因素之一。肝脏基础疾病中较常见的病因为 HCV 感染、原发性胆汁性胆管炎（primary biliary cholangitis，PBC）和酒精性肝病，分别占 37.9%、17.5% 和 12.60%，其次为非酒精性脂肪性肝病（nonalcoholic fatty liver disease，NAFLD）、原发性硬化性胆管炎（primary sclerosing cholan－gitis，PSC）、暴发性肝衰竭、代谢性肝病、布加综合征等。其中，肝豆状核变性占 1.9%。肝移植术后新发 AIH 在成人和儿童患者中均可发生。移植至发病间隔时间为 3 个月到 16 年不等，多数患者发生在移植术后 1 年以上。由于肝移植后患者长期服用免疫抑制剂，肝移植术后新发 AIH 的发病机制目前尚未明确。

肝移植术后新发 AIH 的诊断依据是因非 AIH 原因行肝移植后出现的典型 AIH 表现：①肝脏生化指标异常，以 ALT、AST 升高（>5 倍）为主；②血清 IgG 升高、γ 球蛋白升高；③多种自身抗体阳性（ANA、SMA、anti－LKM 等）；④病理组织学表现为界面性肝炎、淋巴浆细胞浸润、肝细胞坏死等；⑤排除其他病因（病毒感染或药物诱发的肝炎，以及迟发的急慢性移植排斥等）；⑥AIH 治疗有效。值得注意的是对于自身抗体阴性，ALT 和 IgG 明显升高，组织学呈典型 AIH 表现者，排除其他病因且激素治疗后应答良好者，可以诊断为移

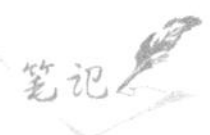

植后新发 AIH。依据 2006 年 Banff 工作小组（Banff Working Group）提出复发性 AIH 与新发 AIH 的诊断标准，评分达 6 分及以上可临床诊断。本例患者符合上述诊断的①、②、④、⑤、⑥项，且评分达 6 分，可临床诊断为肝移植术后新发 AIH。

根据 2010 年美国肝病学会 AIH 诊治指南推荐，成人 AIH 的治疗方案为：①泼尼松 30 mg/d 或甲泼尼龙 24 mg/d，4 周内减量至 10 mg/d，联合硫唑嘌呤 50 mg/d 或 1 ~ 2 mg/(kg · d)，②泼尼松 40 ~ 60 mg/d 或甲泼尼龙 32 ~ 48 mg/d，4 周内减量至 20 mg/d。对于 WBC < 3.5×10^9/L，PLT < 5.0×10^9/L，需立即停用硫唑嘌呤。治疗过程中需注意防治激素引起的感染、消化道溃疡、血糖升高及骨质疏松等不良反应。肝移植术后新发 AIH 的治疗与 AIH 类似。据文献报道，新发 AIH 治疗的总体有效率为 85%，复发率为 4%。本例新发 AIH 患者采用糖皮质激素联合硫唑嘌呤方案，治疗效果良好。

病例点评

肝移植术后新发 AIH 是移植后少见的并发症，若误诊可导致移植肝失功能、再移植和死亡等严重后果。因此，临床上需重视对肝移植术后新发 AIH 的早期诊断和治疗，提高对新发 AIH 的识别能力。对于不明原因的肝功能异常，排除其他病因，通过检查自身抗体、血清 IgG，肝穿病理组织学表现鉴别有无新发 AIH 可能；尤其对于自身抗体阴性，组织学呈典型 AIH 表现者，可采用糖皮质激素治疗，有助于明确 AIH 诊断，改善患者预后。

（张庆）

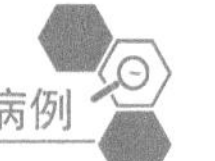

026 肝移植术后蛋白尿的诊治1例

病历摘要

患者，男，57岁。主因“肝移植术后4年余，双下肢水肿2个月”入院。因“酒精性肝硬化”于2014年在我院全麻下行原位肝移植手术。既往有糖尿病史12年，血糖控制可，无高血压、高血脂、冠心病等病史。术前肌酐62 μmol/L，尿蛋白阴性。手术顺利，术后常规给予保肝、抗排斥、预防感染、营养支持等治疗，病情恢复顺利，术后肌酐78 μmol/L、尿蛋白阴性，肝功能指标基本正常后出院。术后抗排异方案为他克莫司+吗替麦考酚酯胶囊，术后1个月因肌酐、尿酸升高考虑钙调磷酸酶抑制剂（calcineurin inhibitor，CNI）类药物不良反应，他克莫司减量，加用西罗莫司。之后逐渐减量他克莫司及吗替麦考酚酯胶囊至停用，单用西罗莫司1 mg/d。术后4年无明显诱因出现双下肢水肿，无腰痛、血尿，无尿频、尿急、尿痛，无胸闷、憋气，入院后（2018年10月10日）查24小时尿蛋白定量9.95 g/24 h，ALB 33.9 g/L、BUN 9.16 mmol/L、Cr 158 μmol/L、TG 3.79 mmol/L，肝功能正常，西罗莫司浓度5.76 ng/mL，自身抗体谱、病毒等阴性。考虑为西罗莫司不良反应，加用吗替麦考酚酯胶囊750 mg/12 h，西罗莫司减至0.5 mg/d。治疗后双下肢水肿逐渐减轻，2个月后复查尿蛋白定量6.5 g/24 h，ALB 35.3 g/L、BUN 7.22 mmol/L、Cr 144 μmol/L、TG 3.64 mmol/L，西罗莫司浓度3.92 ng/mL。

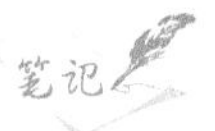

病例分析

关于肝移植术后免疫抑制维持治疗，各移植中心多将 CNI 作为一线用药，西罗莫司等仅作为联合用药使用。移植术后，当患者肝功能出现异常或诸如肾功能损害等药物不良反应时，通过调整 CNI 剂量或者在 CNI 之间进行转换多可以得到改善。如果这样仍达不到令人满意的效果或者相关并发症变得非常严重时，则需被迫停用 CNI，转用以西罗莫司为主的免疫抑制治疗。西罗莫司的不良反应并不多，常见的有白细胞降低、腹泻、口咽部烧灼感、球结膜充血和皮肤毛囊炎等，试探性减少用量一般均可缓解。一般认为西罗莫司对肾功能的损害比 CNI 要小得多。但本病例在改用西罗莫司后发生蛋白尿、下肢水肿及肌酐升高，在减少西罗莫司用量后症状得以改善，肌酐、尿蛋白下降。这表明西罗莫司对肾功能的影响仍有待进一步观察研究。

换用西罗莫司后产生蛋白尿可能的机制：①肾小球内血流动力学的改变造成肾小球超滤。Anna Saurina 联合了几个临床研究中心做过一项研究，选取 14 例肾移植术后 >1 年的患者，由于长期使用 CNI 类药物，部分患者组织学上已出现慢性移植肾肾病，对他们换用西罗莫司进行治疗，西罗莫司起始剂量为 2 mg/d，并保持目标浓度为 8 ~ 12 ng/mL。同时 CNI 类减量 8 个月后完全撤药。在此期间对其肾小球血流动力学指标进行监测。发现肾小球内血流动力学的改变造成肾小球超滤，蛋白尿明显上升，肾功能储备明显下降。Hostetter 早在 1981 年就提出肾小球的超滤会造成肾单位的丧失。②高血脂水平会产生和加重蛋白尿，西罗莫司造成的高血脂也是产生蛋白尿的一种可能。使用西罗莫司后出现高脂血症已经被广泛地认同。西罗莫司阻断胰岛

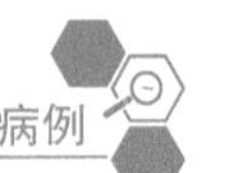

素信号转导途径，导致脂肪组织的脂肪酶活性增强或脂蛋白脂肪酶活性的降低，减少血脂降解，并引起肝脏合成甘油三酯增强和极低密度脂蛋白（VLDL）分泌增多，而发生高甘油三酯血症。Joles 在 1995 就提出了高脂血症中极低密度脂蛋白与蛋白尿的相关性。Tozawa 发现高甘油三酯血症能影响肾小球滤过率（glomerular filtration rate，GFR），引起血清肌酐变化，并会诱导产生蛋白尿和加重蛋白尿的发展。患者换用西罗莫司后血脂水平明显高于换用前，长期处于高血脂水平对于已有的肾脏损害是一个不利因素，会加速肾病病程进展。本病例西罗莫司减量后甘油三酯指标下降，尿蛋白下降，符合该机制。

对于西罗莫司导致的移植术后蛋白尿，在预防和治疗上重在预防，最积极有效的是选择合适的转换适应证和转换时机，提倡早期主动转换，避免高排斥反应风险患者使用。而蛋白尿一旦出现或明显加重，则缺乏很有效的治疗措施。此前也有报道对转换后大量蛋白尿患者可以停用西罗莫司，重新使用 CNI 类药物可以逆转蛋白尿，但似乎陷入“避免肾毒性”和“蛋白尿”取舍的两难之间。一般建议，因大部分患者伴有高血压，为预防蛋白尿发生，可在转换同时将降压药调整为血管紧张素转换酶抑制剂（ACEI）和血管紧张素受体拮抗剂（ARB）类药物。

病例点评

对于存在移植术后 CNI 相关性肾损害患者，可以考虑单用西罗莫司或与霉酚酸酯联合治疗。从总体来说，西罗莫司在移植术后患者中使用是安全的，尤其对于肾损害的防治方面效果更加的显著。

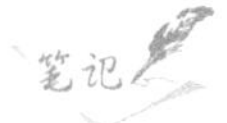

换药前及换药后必须定期检测肌酐、24 小时尿蛋白定量等。使

用西罗莫司出现蛋白尿或肾损害时，应及时减量或停用，在高血压患者中可选用 ACEI 和 ARB 类药物。

（邱爽）

027 肝移植术后渗透性脱髓鞘综合征 1 例

病历摘要

患者，男，48 岁。以“乏力、纳差伴皮肤黄染 3 年，加重伴意识障碍 2 周”为主诉入院。诊断：乙型肝炎后肝硬化；慢性加急性肝功能衰竭；肝性脑病；肝肾综合征。入院时患者神志呈浅昏迷状态，生命体征尚平稳。化验：ALT 85 IU/L，TBIL 345 μmol/L，ALB 25 g/L，Cr 144 μmol/L，PT 25s，PT% 38%，K^+ 4.7 mmol/L、Na^+ 122 mmol/L、Cl^- 95 mmol/L。患者于 2016 年 4 月 17 日行肝移植手术，手术过程相对顺利，术后入科急查电解质：K^+ 4.0 mmol/L、Na^+ 142 mmol/L、Cl^- 101 mmol/L。术后第 3 天患者清醒，顺利脱离呼吸机，拔出气管插管。移植肝恢复良好，胆汁分泌正常，化验胆红素下降，凝血逐步恢复正常，尿量增多，转出 ICU。术后第 5 天起患者无明显诱因出现精神差，反应迟钝，不言语，遵嘱执行指令有困难。行腰椎穿刺脑脊液颜色清亮，测压力 18 cmH_2O，细胞数正常，脑脊液中糖和氯浓度正常。第 7 日患者从嗜睡逐渐进入昏迷状态，查体无病理征，未见定

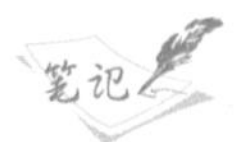

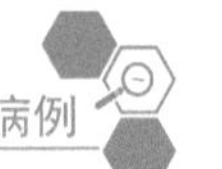

位体征，急查头部 CT 未见异常。结合患者术前有低钠血症，且手术过程中血钠浓度变化过大，考虑患者有渗透性脱髓鞘综合征。给予对症治疗，加强营养，使用免疫球蛋白静脉滴注。又 1 周后查头部 MRI 在 T_2 加权序列上脑桥的高信号病灶（图 27）。临床诊断：渗透性脱髓鞘综合征。对症治疗 2 周后患者症状逐渐好转，可部分理解语言，可简单沟通，听指令，言语含糊，有轻度精神异常表现，四肢肌力 5 级，肌张力稍有增高。5 月 17 日头颅 MRI（图 28）：脑桥中央部分 T_2 仍残留有轻度不规则的高信号。患者于 5 月 24 日出院继续康复治疗。

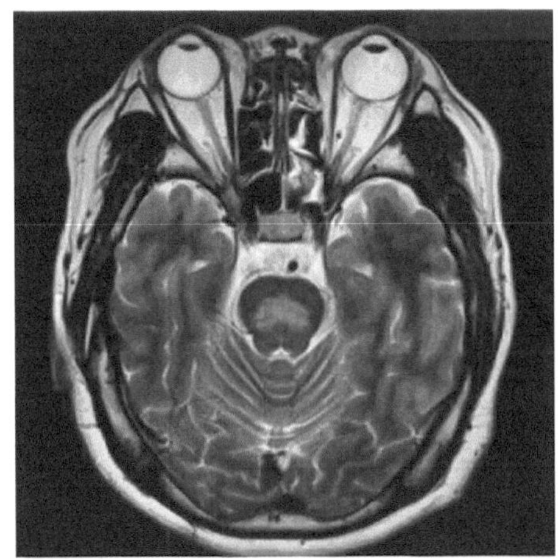

图 27　头部 MRI 脑桥中央高信号病灶（肝移植术后 2 周）

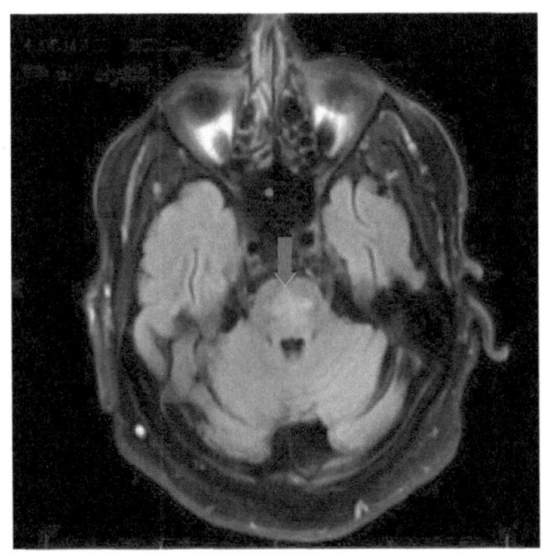

图 28　头部 MRI 脑桥中央轻度不规则高信号（肝移植术后 1 月）

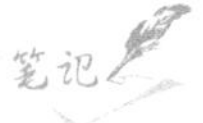

病例分析

渗透性脱髓鞘综合征是一种急性非炎性中枢脱髓鞘性疾病，根据其发生部位可分为脑桥中央髓鞘溶解症和脑桥外髓鞘溶解症。此病病理特点为对称性脑桥中央及脑桥外脱髓鞘，以假性延髓麻痹、闭锁综合征、缄默症或运动障碍、肌张力障碍、帕金森综合征等神经系统症状为临床表现。渗透性脱髓鞘综合征是肝移植术后少见且危重的神经系统并发症，其发生率为0.94%~3.00%，病死率超过50%。

1959年Adams及其同事首次提出“脑桥中央髓鞘溶解”的概念。由于机体的脑桥中央白质区较容易受到损伤，形成脱髓鞘病变，故脑桥中央髓鞘溶解症是最常见的表现方式（78%），而脱髓鞘病变发生在脑桥外如基底核、丘脑和外侧膝状体等，称之为脑桥外髓鞘溶解症，其发生率为15.2%。此外，临床上发现CPM和EPM可同时存在（6.8%）。Starzl等于1978年首次报道肝移植术后CPM为一种罕见且严重的神经系统并发症，表现为脑桥神经元急性脱髓鞘改变，且严重时可表现为不可逆的神经损伤。ODS常发生于肝移植术后15天以内，大多数发生在1周左右。

渗透性脱髓鞘综合征发生的常见病因有慢性酒精中毒、低钠血症纠正后、肝移植术后。国内文献报道首位病因是各种原因导致的水、电解质平衡紊乱（特别是低钠血症）及快速纠正史；其次是酒精中毒，其他的病因包括垂体危象、放疗后、糖尿病、白血病等。ODS的发病机制：一方面在纠正血清钠离子水平的同时，细胞内、外渗透压失衡引起细胞内水向外运动，导致大脑细胞脱水，但钾和有机物不能按需要的速度进入细胞内，因此来自轴突和少突状胶质细胞的髓鞘被破坏；另一方面，细胞损伤和凋亡的诱导将引起血脑

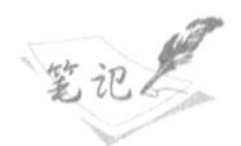

屏障的损害或障碍，这导致神经胶质细胞释放“脱髓鞘因子”，包括血清补体、细胞因子或其他炎症因子等。

肝移植是 ODS 三大高危因素之一，目前认为其可能的发病机制如下：严重的低钠血症，尤指过快地纠正低钠血症（一般指在 24 小时内血清钠离子水平增加超过 15 mmol/L）。钙神经蛋白抑制剂的神经毒性，如环孢素和他克莫司。肝移植患者术前肝功能异常，多伴有营养不良、酗酒史和慢性低钠血症。部分患者在肝移植术前已伴有肝性脑病，其体内的肌醇和其他有机渗透调节物质等消耗殆尽，这导致机体不能在血清渗透压快速变化时来保护脑细胞。

ODS 的临床表现与病变部位有关，且临床表现多样，轻者无症状，重者可以昏迷甚至死亡。CPM 主要临床表现包括脑病、癫痫发作、局部麻痹。由于皮质延髓束损害，患者会出现构音困难和吞咽困难，若有皮质脊髓束损害，会出现软瘫，可以进一步发展成为痉挛性瘫痪。若病灶从脑桥基底延伸到被盖，累及此处的网状激活系统，可出现闭锁综合征，表现为患者意识清楚，但因身体不能动，不能言语，常被误认为昏迷。EPM 主要表现为椎体外系症状，如共济失调、肌张力障碍和帕金森综合征等，有少数会表现为精神行为异常、谵妄。

CT 表现为在脑桥中心或者脑桥外出现典型的低密度区。MRI 在早期诊断中优于 CT。CPM 的 MRI 表现为其病变部位在 T_1WI 上呈现对称性低信号，在 T_2WI 及 FLAIR 序列呈高信号，病灶边界清晰，一般不累及脑桥边缘。病灶形状多种多样，典型表现常为“三叉戟”或“蝙蝠翅”样。EPM 在 MRI 像上呈现长 T_1、长 T_2 信号。MRI 往往在临床表现 1 ~ 2 周后才显示病变。临床怀疑 CPM，首次 MRI 未见异常时，有必要于出现临床表现 10 ~ 14 天后重做 MRI，有时临床表现消失而影像学异常可持续几个月或更长。

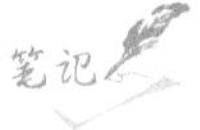

ODS 的预后与临床表现严重程度、原发病及影像学结果均无关。该病有一定的自限性，一旦出现 ODS，不管病情多严重，任何时候都要积极救治。

病例点评

患者术前出现肝功能衰竭、肝性脑病，同时存在低钠血症，且围手术期血钠浓度变化过大。术后出现意识状态改变，头部 CT 和脑脊液检查未见明显异常，考虑渗透性脱髓鞘综合征可能性大，之后的 MRI 证实了诊断。

该患者存在导致发生渗透性脱髓鞘综合征的多种危险因素，如肝性脑病、肝移植手术、低钠血症及低钠血症纠正过快等，是一例典型的渗透性脱髓鞘综合征。在我们开展移植工作的早期，对这种疾病认识不够，之后临床上严格控制血钠的波动，渗透性脱髓鞘综合征的发生就很少了。

渗透性脱髓鞘综合征一旦诊断，治疗上尚无统一的方案。文献报道血浆置换法及大剂量的免疫球蛋白可以改善肝移植术后 ODS 的预后。肾上腺皮质激素也可减缓 ODS 的严重程度。治疗上我们应该注意加强营养支持，改善脑代谢，避免免疫抑制剂血药浓度过高，及时进行神经功能训练和康复。

渗透性脱髓鞘综合征发生率不高，但患者致死或致残率很高，临床上应重在预防，注意以下几点：①肝移植术前应纠正电解质紊乱，特别是低钠血症，应予以缓慢纠正，原则上血清钠离子水平增加速度每小时不超过 0. 5 mmol/L，每日上升速度不超过 10 mmol/L；②适当补充营养物质，特别是维生素 B_1 和 B_{12}，若两者缺乏，影响神经细胞膜髓鞘磷脂合成及转换，髓鞘变性退化，造成进行性脱髓

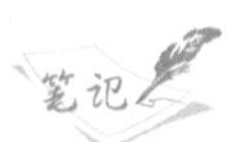

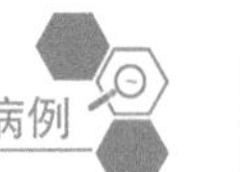

鞘；③密切监测免疫抑制剂血药浓度，避免 CNI 血药浓度过高导致神经毒性。

（雷联会）

028 肝移植术后早期上消化道出血 1 例

病历摘要

患者，女，62 岁。主因“发现多囊肝、多囊肾 25 年余，皮肤、巩膜黄染 4 月余”入院。胃镜检查：胃及十二指肠球部可见散在多发黏膜充血、糜烂。腹部 CT：肝硬化，脾大，静脉曲张；多囊肝，多囊肾；胆囊增大。诊断：肝硬化（失代偿期）；肝囊肿（多发）；肾囊肿（多发）；慢性非萎缩性胃炎；慢性十二指肠炎。患者于 2016 年 11 月 6 日全麻下行原位肝移植术。术中出血量约 1200 mL，输血量：悬浮红细胞 1600 mL，新鲜冰冻血浆 1600 mL。免疫诱导：抗人 T 细胞猪免疫球蛋白 0.5 g，甲强龙 200 mg。术后共用甲强龙 518 mg。患者肝移植术后 15 天进食辣椒后胃部烧灼，后出现柏油样黑便。监测生命体征尚平稳，急查血红蛋白由 101 g/L 下降至 84 g/L。急行胃镜示十二指肠球部及降段可见多发大小不等溃疡，降段一溃疡可见活动性出血，用止血钳电凝止血后，再用钛夹夹闭，出血停止，最后喷洒猪源纤维蛋白黏合剂。内镜下治疗见图 29、图 30。患者胃镜下止血治疗 3 天后大便潜血阴性，继续行抑酸、保护胃肠黏膜等内科综合治疗后病情稳定，顺利出院。

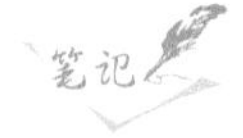

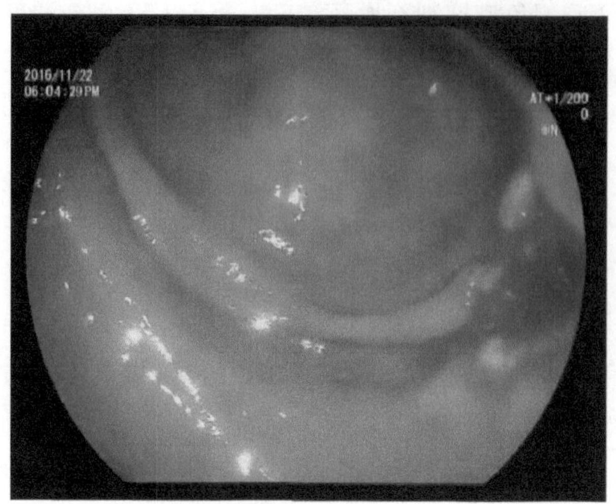

图 29　胃镜下可见十二指肠球部溃疡出血

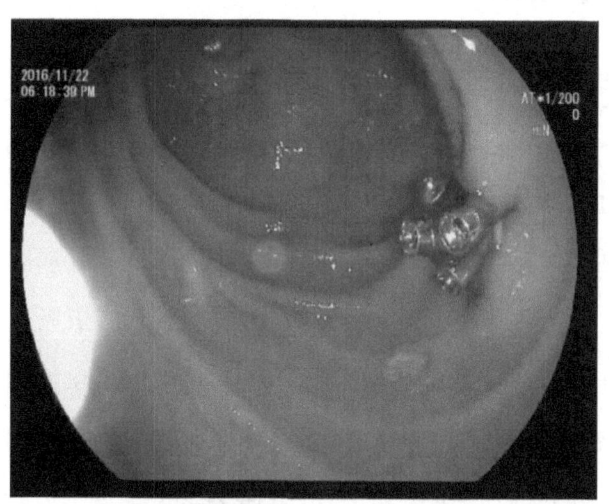

图 30　胃镜下钛夹夹闭溃疡止血

病例分析

据文献报道，肝移植术后上消化道出血发生率为 8.9%，且大多数出血出现在肝移植术后的前 3 个月。肝移植术后早期上消化道出血病因主要有消化性溃疡，胃十二指肠炎，食管、胃底曲张静脉

破裂，门静脉高压性胃病，胆道出血，胆肠吻合口出血及其他，如移植物抗宿主病所致胃出血。其中，消化性溃疡是主要原因之一。国外研究发现，原位肝移植术后发生消化道出血的病因中，消化性溃疡发生率约为21.1%，急性胃肠炎或食管胃底静脉曲张发生率约为13.8%。

本例患者肝移植术后早期出现十二指肠球部溃疡伴出血，分析病因可能与下列因素有关：术前胃镜证实存在胃及十二指肠炎，可能为术前长期门静脉高压性导致消化道黏膜损伤；术中及术后应用大剂量类固醇激素诱发消化道溃疡；手术时间长、创伤大导致的不可控制性应激状态；肝移植术前脾亢导致的血小板减少；凝血因子的合成减少与消耗过多；术后应用免疫抑制剂（CNI类、MMF）的药物不良反应等。此外，尽管肝移植术后原有的食管、胃底曲张静脉应该随着门静脉压力的下降而减轻，甚至消失。但是仍有一部分人会因曲张静脉破裂而出血，抑或因术前注射/套扎的部位黏膜缺血脱落而造成出血。我们认为该例患者术前胃及十二指肠黏膜病损，术中、术后应用大剂量激素可能是肝移植术后早期消化性溃疡出血的主要诱因。因此，术前、术中、术后及时应用胃黏膜保护剂、质子泵抑制剂及H_2受体抑制剂等可能会减少或预防这种情况的发生。

肝移植术后消化道出血的诊断并不困难，与普通人群消化道出血的诊断标准相同。值得注意的是肝移植术后早期消化道溃疡出血需与胆道出血相鉴别。治疗措施主要有内科保守治疗，内镜下治疗，血管造影，手术探查。内科保守治疗常作为基础治疗。内科处理消化道出血的方法同样适用于肝移植术后消化道出血的治疗，包括输血、止血、维持循环血容量和局部应用去甲肾上腺素、凝血酶原等，必要时应用新鲜血浆、升压药等。对于消化性溃疡和胃十二

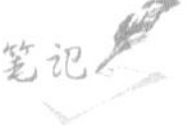

指肠炎引起的出血，诊断明确后立即给予 H2 受体抑制剂和质子泵抑制剂及胃黏膜保护剂。必要时可抗幽门螺杆菌治疗。对于内科治疗无效时，可首选急诊内镜止血治疗。急诊内镜既可以明确出血病因及出血部位，又可以直接对出血部位局部止血治疗，包括直视下喷洒凝血酶、去甲肾上腺素及局部微波灼烧或高频电凝止血、钛夹止血等。对于病变较表浅者内镜下治疗效果好。对于内镜下治疗困难或失败者还可选择性血管造影及栓塞治疗。必要时中转手术治疗。因此，根据患者病情及时有效地选择治疗措施，是治疗肝移植术后消化道出血的关键。

本病例患者为肝移植术后十二指肠球部溃疡伴出血，经急诊胃镜下钛夹夹闭溃疡出血的血管，止血效果显著，疗效确切。

病例点评

肝移植术后早期上消化道出血应引起临床医师的足够重视，尤其对于术前有消化性溃疡或炎症的患者，给予预防性治疗措施十分必要。此例患者为肝移植术后消化道溃疡出血，我们采取了积极的内镜下明确消化道出血病因并行内镜下治疗，取得了较好的治疗效果。因此，对肝移植术后上消化道出血要积极明确病因，尽快寻找出血部位并及时正确选择合适的治疗方案是治疗成功的关键。

（李自强　邹卫龙）

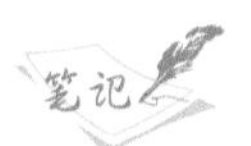

肾移植和联合脏器移植术后并发症病例

029 肾移植术后肺部毛霉菌和曲霉菌混合感染 1 例

病历摘要

患者，男，44 岁。因“肾功能衰竭”于 2017 年 7 月行同种异体肾移植术，术后肌酐未降至正常，随诊期间化验肌苷（Cr）波动在 150～200 μmol/L，抗排斥治疗方案：他克莫司 2. 5 mg/12 h，吗替麦考酚酯胶囊 500 mg/12 h，美卓乐 8 mg/d。

肾移植术后 5 个月因受凉后出现发热伴气短，体温高达 39. 8 ℃，

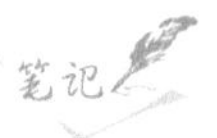

遂入院治疗。入院查体：双肺呼吸音低，未闻及干湿性啰音。心、腹部查体未见阳性体征。行胸部 CT 显示：双肺炎性病变（图 31A）。血常规：CRP 78.53 ng/L、WBC 4.59 × 10^9/L、N% 91.1%、PLT 181 ×10^9/L、HGB 132 g/L。肝功能正常，肾功能：Urea 11.34 mmol/L，Cr 207 μmol/L。淋巴细胞亚群：CD4 173 cells/μl。降钙素原 0.69 ng/mL。真菌（1，3）- β - D 葡聚糖检测（G 试验）：276.6 pg/mL，半乳甘露聚糖检测（GM 试验）(-)，CMV IgM(-)、CMV - DNA(-)，伊氏肺孢子菌 DNA(-)、伊氏肺孢子菌组化测定(-)，结核 TB - spot（结核感染 T 细胞斑点试验）(-)，肿瘤标志物 CA 系列均(-)，多次化验痰标本培养均未见异常。初步诊断为肺部真菌感染。给予威凡抗感染治疗，将抗排斥药物减量。治疗 1 周后，体温正常，症状基本消失，胸部 CT 显示：双肺炎性病变较前部分吸收，右肺上叶新发病变（图 31B）。继续治疗 2 周，患者出现低热伴咯血症状，复查胸部 CT 显示：右肺上叶实性空洞病变较前增大（图 31C），且双肺新发多个结节样病变。遂在局麻下行支气管镜灌洗检查，支气管灌洗液检出毛霉菌（图 32A）和烟曲霉菌（图 32B），采用 ITS（Internal transcribed spacer region）测序方法进一步行毛霉菌属判定，鉴定为伞枝横梗酶。颅脑 CT 显示：双侧上颌窦炎（图 33）。行鼻腔镜取分泌物培养显示烟曲霉菌。最后临床诊断为肺部真菌（毛霉菌 + 曲霉菌）感染。进一步行毛霉菌属和烟曲霉菌药敏实验，显示两性霉素 B 脂质体和泊沙康唑敏感，遂停用威凡。因患者移植肾功能不全，给予小剂量两性霉素 B 脂质体联合足量泊沙康唑口服混悬液治疗。治疗 8 周后复查胸部 CT 示双肺病灶明显吸收好转（图 31D）。患者病情好转后出院继续维持治疗。

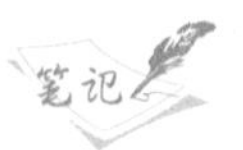

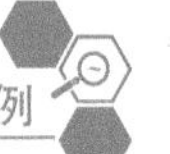

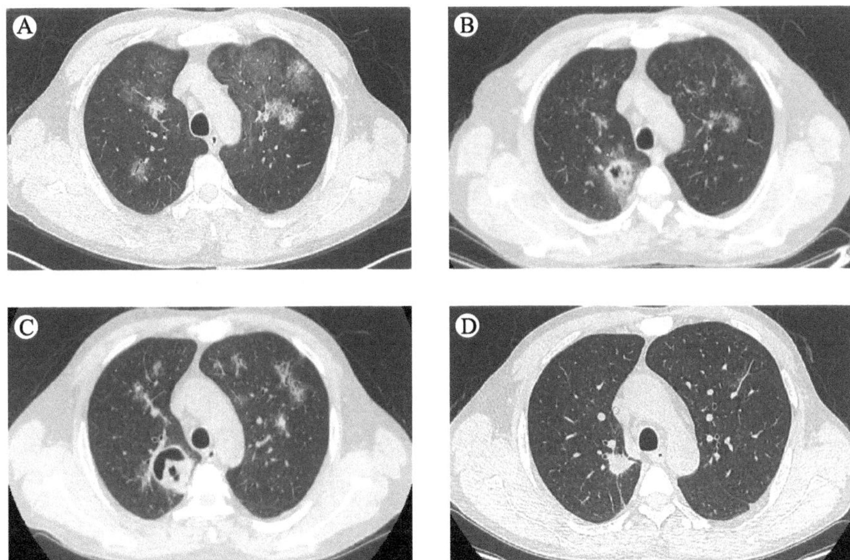

A. 治疗前，双肺炎性病变；B. 威凡治疗 1 周后，右肺上叶新发实性空洞病变，呈团块状影，内见空洞样影；C. 威凡治疗 2 周后，右肺上叶实性空洞病变增大，D. 泊沙康唑联合两性霉素 B 脂质体方案治疗 8 周后，双肺炎性病灶明显吸收好转。

图 31　肺部 CT 检查显示肺部炎性病变

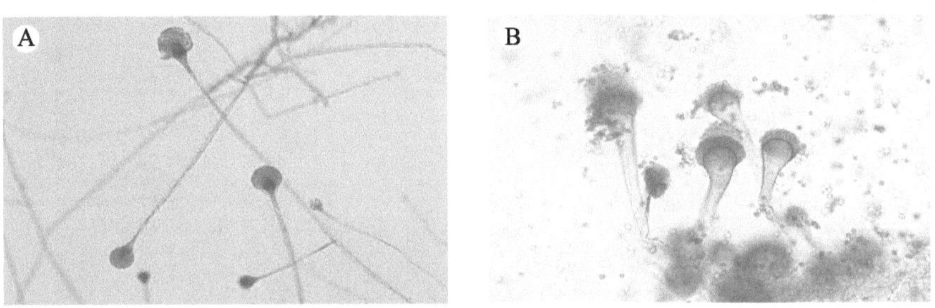

图 32　支气管灌洗液培养后显微镜下观察致病菌的形态（HE 染色 ×400）

病例分析

侵袭性肺部真菌感染中曲霉菌是最为常见的致病菌之一，毛霉菌较少见。曲霉菌和毛霉菌均为条件致病菌，可侵入支气管和肺产

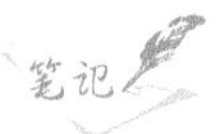

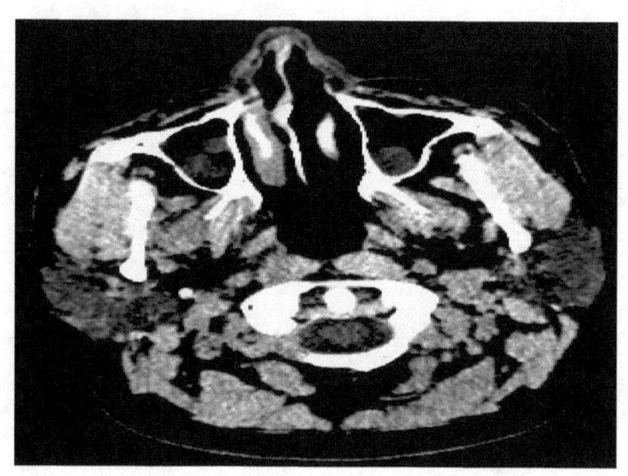

图 33　颅脑 CT 显示双侧上颌窦炎

生急性炎症，好发于机体功能低下的患者，如实体器官移植受者。近年来，实体器官移植受者中侵袭性肺部真菌感染呈增加趋势，但肺部曲霉菌和毛霉菌混合感染非常罕见。

肺毛霉菌感染较曲霉菌感染肺炎起病急骤，进展快，死亡率高达 65% 以上。因此，早期诊断毛霉菌性肺病是提高生存率的关键。但是，侵袭性肺曲霉菌感染与肺毛霉菌感染的临床表现均缺乏特征性。主要临床症状均有发热、呼吸困难、低氧血症、咯血等。两者的影像学特征较难区分。尽管肺组织活检是诊断金标准，但由于肺穿刺取活组织病理检查为侵入性检查，可操作性差，发生气胸、肺出血等并发症风险高，不宜被患者接受作为首选及常规诊断方法。支气管灌洗及反复痰液培养可操作性好，是临床常用的病原学检测方法。本病例通过支气管肺泡灌洗液及痰液标本检测出毛霉菌及曲霉菌，该方法有助于早期临床诊断。

近年来，数个国内外指南/共识发布提倡实体器官移植受者侵袭性真菌感染的分级诊治，强调对于符合拟诊和临床诊断的患者应给予早期干预治疗。鉴于肺毛霉菌感染发病凶险，预后极差，我们

笔记

认为对于咯血、肺内实变空洞病灶伴晕症，尤其威凡治疗无效的可疑侵袭性真菌感染病灶，应警惕可能存在毛霉菌感染，应尽早行支气管灌洗检查，送检灌洗液及痰液标本，进行多次培养鉴定。对于可疑毛霉菌感染，不可轻易认为标本污染而弃之，需排除标本污染可能。

GM 试验是诊断曲霉菌的检测方法之一，而毛霉菌感染时 GM 试验常为阴性，因此对于 GM 试验阴性的临床疑似侵袭性真菌感染患者，应警惕毛霉菌感染可能。同时，因 GM 试验存在假阴性率，对于 GM 试验阴性结果并不能排除曲霉菌感染，尤其对于实体器官移植受者。本病例患者多次化验 GM 试验均为阴性，但最后确诊为毛霉菌和曲霉菌混合感染。

目前两性霉素 B 及其脂质体、泊沙康唑是治疗毛霉菌的首选药物，同时也可有效治疗曲霉菌。据报道，两性霉素 B 脂质体的肾毒性等不良反应明显小于两性霉素 B。泊沙康唑，属于第二代唑类抗真菌药物，是目前唯一对毛霉菌属等接合菌和曲霉菌均有效的唑类药物，适用于侵袭性曲霉菌病的预防性治疗及补救治疗。泊沙康唑对于轻度到重度肾功能不全患者均无须调整剂量，不良反应较小。由于泊沙康唑需达到治疗窗浓度才能有效治疗，因此使用泊沙康唑期间需要监测药物浓度。本例患者移植肾功能不全，采用小剂量两性霉素 B 脂质体联合足量泊沙康唑治疗方案，有效治疗了曲霉菌和毛霉菌混合感染肺病。

病例点评

本例肾移植术后肺部毛霉菌和曲霉菌混合感染患者通过早期诊治取得良好疗效，国内外罕有报道。侵袭性毛霉菌感染肺炎与曲霉菌感染的临床表现相似，影像学特征也较难区分，支气管肺泡灌洗

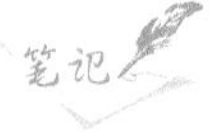

及反复痰液培养有助于早期临床诊断。对于威凡治疗无效、GM 试验阴性的可疑侵袭性真菌感染肺病，应警惕可能存在毛霉菌感染。对于肾功能不全患者，采用“足量泊沙康唑 + 小剂量两性霉素 B 脂质体”的治疗方案，可有效治疗曲霉菌和毛霉菌混合感染肺炎。鉴于毛霉菌感染较曲霉菌感染死亡率高，临床上需重视对侵袭性毛霉菌感染的早期诊断和治疗。

（张庆）

030 肾移植术后肺孢子菌肺炎合并巨细胞病毒感染 1 例

病历摘要

患者，男，40 岁。因“肾小球肾炎、肾功能衰竭”于 2018 年 1 月行同种异体肾移植术，手术顺利，术后肌酐降至正常。术后抗排斥方案为：普乐可复 3 mg/12 h，吗替麦考酚酯 750 mg/12 h，美卓乐 8 mg/d。肾移植术后 5 个月，出现发热，体温高达 39.1 ℃，伴咳嗽、咳白色黏痰，自行服用拜复乐 8 天，病情加重出现胸闷、憋气，伴乏力，遂来我院就诊。入院后查体：双肺呼吸音粗，可闻及少许湿性啰音。行胸部 CT：双肺呈弥漫间质性炎症表现（图 34A）。CRP 64.78 mg/L。血常规：WBC 14.31 × 10^9/L，N% 81.7%，PLT 260 × 10^9/L，HGB 133 g/L。肾功能：Cr 175 μmol/L，

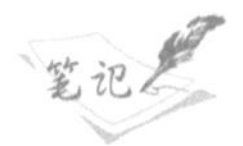

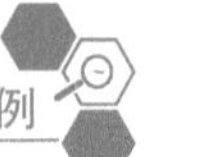

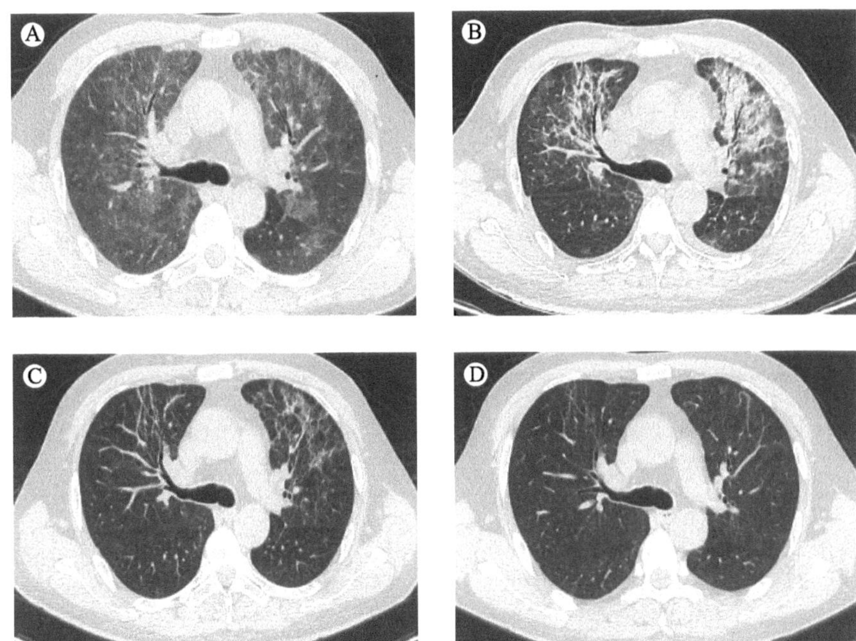

图 34 肺部 CT 检查显示肺部炎性病变

UA 616 μmol/L。淋巴细胞亚群：CD4 221 cells/μl。PCT 0.467 ng/mL，CMV－DNA（＋）642.6 copy，CMV IgM（＋）。真菌 G 试验 206.1 pg/mL，真菌 GM 试验 0.56 pg/mL。血气分析显示：PO_2 45 mmHg，PCO_2 32 mmHg。多次痰标本检出肺孢子菌。诊断为重症肺炎（伊氏肺孢子菌肺炎＋巨细胞病毒感染）、Ⅰ型呼吸衰竭、移植肾功能不全Ⅲ期。治疗上给予高流量双通路吸氧，停用抗排斥药物，给予复方磺胺甲噁唑（1.44 g/6 h）、更昔洛韦（赛美维）、卡泊芬净及比阿培南抗感染治疗，同时给予甲强龙抑制炎性渗出及口服碳酸氢钠片碱化尿液等对症处理。治疗 10 天后复查肺部 CT 双肺炎性病灶吸收（图 34B），化验肾功能 Cr 229 μmol/L/L、UA 436 μmol/L，患者尿量减少，遂将磺胺减量至 0.96 g/6 h，同时给予血液透析治疗每周 3 次，甲强龙逐渐减量。治疗 3 周后患者胸闷、憋气消失，复查肺部 CT 双肺炎性病灶明显吸收（图 34C），化验 Cr 131 μmol/L、

笔记

UA 377 μmol/L，CMV－DNA 转阴。将磺胺减量至 0. 96 g/8 h，口服更昔洛韦，逐渐恢复抗排斥药物治疗，停血液透析及其他抗感染治疗。继续治疗 3 周后复查肺部 CT 提示双肺炎性病灶基本消失（图 34D），化验肾功能指标基本正常，Cr 107 μmol/L。患者出院后磺胺 0. 96 g/12 h 维持治疗 3 周，更昔洛韦 0. 5 g/12 h，口服，维持治疗 3 个月，随访期间复查肺部 CT 未见异常，患者恢复正常生活。

病例分析

肺孢子菌为单细胞生物，是一种机会感染性致病原，当宿主免疫力低下尤其淋巴细胞明显下降时大量增殖，可致严重肺部感染，即伊氏肺孢子菌肺炎（pneumocystis jirovecii pneumonia，PCP）。PCP 几乎均可合并不同程度的呼吸困难，危及生命。据文献报道，PCP 在肾移植患者发病率为 2%～11%，死亡率则高达 27%～50%，好发于术后 2～6 个月。该病临床表现及影像学检查不典型，潜伏期短，具有发热、干咳、活动后胸闷憋气、呼吸困难等临床表现，呼吸症状与体征可不一致，影像学表现为弥漫性肺部间质性炎症，不易与其他病原体所致间质性肺炎鉴别。通过痰液或支气管镜灌洗液标本有助于检测肺孢子菌。对于具有危险因素（大剂量或长疗程糖皮质激素及抗排斥药物应用史、化疗、低 CD4＋T 细胞计数、中性粒细胞减少症）的患者，在出现发热及进行性低氧血症时应警惕本病的发生。本例患者在肾移植术后 5 个月发病，出现发热及呼吸衰竭，病程短、进展快，通过多次留取痰液标本检出肺孢子菌并确诊，经早期积极治疗后治愈，肾功恢复正常。

对于肾移植术后 PCP 主要应与巨细胞病毒性肺炎鉴别。巨细胞病毒导致的肺炎也可出现发热、干咳、呼吸困难等临床表现，影像学检查为肺部间质性炎症改变。此外，据报道 PCP 常常伴发巨细胞

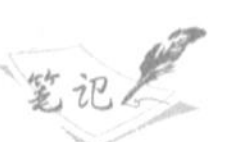

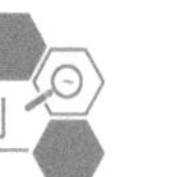

病毒感染，约有63%的患者血清中可检出巨细胞病毒DNA定量阳性。因此，在治疗过程中应兼顾抗病毒治疗。本例PCP患者血清中检出有巨细胞病毒感染，治疗卡肺同时给予更昔洛韦抗病毒治疗，取得满意疗效。

肾移植后PCP的治疗主要是针对病原治疗及撤减免疫抑制剂等辅助治疗。首选药物为复方磺胺甲噁唑（SMZco）。如果早期及时治疗，70%~77%的患者可治愈。对于胸部影像学检查为肺部间质性炎症，疑似PCP者，如没有病原学诊断的条件，可考虑给予SMZco试验性治疗。本例重症肺炎患者治疗初期停用全部免疫抑制剂，待病情好转后恢复免疫抑制剂治疗，治疗期间未发生急性排斥反应。SMZco的不良反应有肾功能衰竭、肝毒性、白细胞减少、皮疹和胃肠反应等。本例患者治疗前出现移植肾功能异常，治疗过程中肾功能异常加重，通过血液透析处理有效降低了SMZco引起的药物性肾损伤，同时保障了SMZco治疗的足疗程，治疗结束后肾功能逐渐恢复正常。

病例点评

肾移植术后发生PCP的主要原因之一是免疫抑制过度，因此免疫方案应个体化。PCP是肾移植后的严重并发症，发展迅速，延误诊断及治疗常导致患者死亡。PCP常发生在肾移植术后8个月内。对于具有高危因素的肾移植患者出现以发热、干咳、呼吸困难及低氧血症为主要临床表现，CT检查提示双肺间质性炎症，应考虑PCP的可能性，尽早给予SMZco治疗，同时适当减少或停用免疫抑制剂。PCP常合并巨细胞病毒感染，且两者临床表现较难鉴别，早期足疗程应用SMZco和更昔洛韦治疗，可提高治愈率。

（张庆）

笔记

031 肾移植术后肺孢子菌肺炎 1 例

病历摘要

患者，男，45 岁。于 2014 年 4 月在我院因“慢性肾功能衰竭”行肾脏移植手术，术后一直口服抗排异药物，肾功能恢复正常。此次因“肾脏移植术后 4 个月，咳嗽、发热 1 周，加重伴气短 2 天”予 2014 年 8 月 12 日入院。患者无明显诱因出现咳嗽，伴发热，37.5 ℃，无痰、无咯血，当地医院按“感冒”对症治疗，2 天前上述症状加重，体温 38.5 ℃，出现气短，遂来我院。发病以来无腹痛、腹泻，大小便正常。查体：神志清，急性病容，口唇紫绀，呼吸急促，心率 110 次/分，呼吸 30 次/分，血压 125/65 mmHg，氧饱和度 85%。双肺呼吸音粗，未闻及干湿性啰音。心脏不大，各瓣膜区未闻及病理性杂音。四肢无明显水肿。血气分析检查提示 Ⅰ 型呼吸衰竭，PO_2 44 mmHg，PCO_2 33 mmHg。血常规：WBC 8.5×10^9/L，N% 88%，PCT 0.5 ng/mL。胸部 CT 提示双肺毛玻璃样改变（图 35）。结合患者病史，诊断为重症肺炎，肺孢子菌肺炎可能性大，Ⅰ 型呼吸衰竭。给予无创呼吸机支持呼吸，行血结核菌 IFN－γ 检测、CMV－DNA、真菌 G 试验、GM 试验及痰涂片、培养、肺孢子菌组化检查等。治疗上口服复方磺胺甲噁唑片 3 片，4 次/天，甲强龙 40 mg，q12 h 及卡泊芬净、舒普深治疗，停用免疫抑制剂。次日化验回报结核菌 IFN－γ 检测（－）、CMV－DNA（－）、真菌 G 试验（＋）、GM 试验（－），肺孢子菌组化检查（＋），找到肺孢子菌

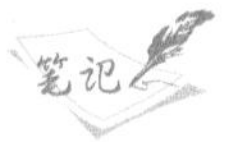

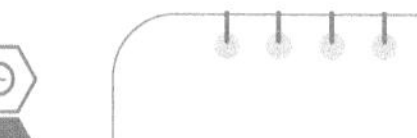

包囊。明确肺孢子菌肺炎诊断，继续治疗 4 天后，患者胸闷气短症状明显缓解，并逐渐停用无创呼吸机。分别于治疗 5 日后给予甲强龙 40 mg/d，10 天后 20 mg/d，继续治疗 10 天；复方磺胺甲噁唑片治疗 3 周停用。复查影像学明显好转（图 36）。出院后 1 月随访，一般情况良好，血常规、生化指标均在正常范围。

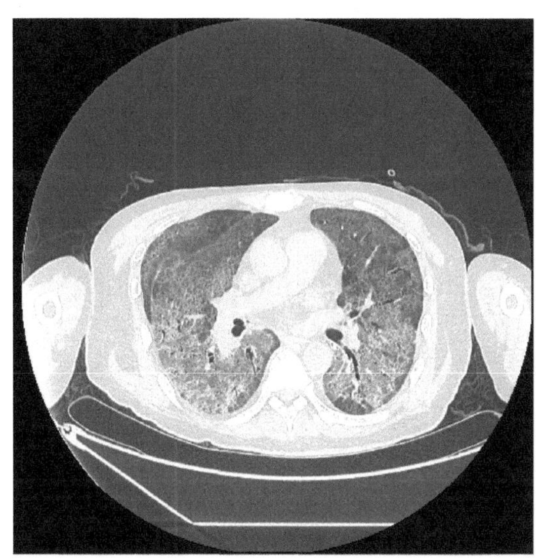

图 35　胸部 CT 提示双肺毛玻璃样改变

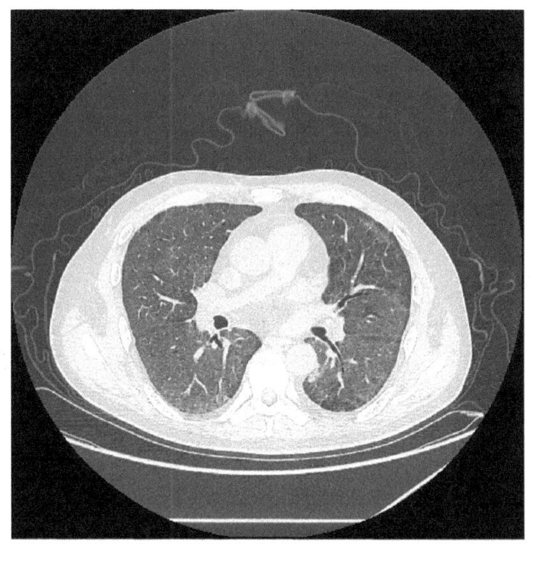

图 36　复查肺部影像学明显好转

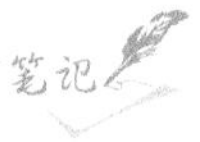

病例分析

肺孢子菌肺炎（pneumocystis jirovecii pneumonia，PCP）是由伊氏肺孢子菌引起的呼吸系统真菌感染性疾病，多发生于器官移植、肿瘤放疗/化疗、长期应用糖皮质激素、HIV 等免疫力低下的人群，近年来随着器官移植和免疫抑制药物的广泛应用，移植术后肺孢子菌肺炎发病逐渐增多，发病率在肾移植为 2%～11%，在肝移植为 3%～20%，发病主要集中在移植术后 3～6 个月。

伊氏肺孢子菌是一种人畜共患性机会性感染病原体，既往由于其形态和生活史与原虫相似，把它归为原虫一类，称为伊氏肺孢子虫，近年来随着分子生物学的进展，发现它是一种不典型真菌，更名为肺孢子菌。通常认为肺孢子菌包囊经空气传播进入人体肺内，附着在肺上皮细胞表面，很少侵入细胞内，呈隐性感染，当宿主免疫力低下时可大量繁殖。肺孢子菌可以直接破坏肺泡细胞，引发炎症反应导致肺泡毛细血管通透性增加，肺间质增宽，表面活性物质减少使得肺弥散功能障碍，引起缺氧。

肾移植术后并发 PCP 者一般临床症状重，病程初期可表现为发热、厌食、全身乏力等，体温多为中低度发热，可有高热或超高热，继而出现干咳、胸闷、呼吸急促及轻度紫绀、低氧血症，最终可发展成为呼吸衰竭。此外，还可有脉搏增快、寒战、咽痛等症状；体格检查肺部阳性体征少，偶可闻及少量散在的干湿性啰音，体征与疾病症状的严重程度多不成比例，是 PCP 的典型临床特点。

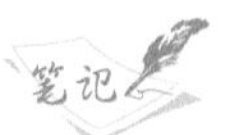

PCP 患者胸部 X 线平片早期表现为双肺门或双肺下叶对称或不

对称炎性改变。病变进展可见全肺弥漫性毛玻璃样改变或结节状阴影，或间质性改变，或有空洞形成，但 10%～20% 的患者 X 线正常。胸部 CT 可见双肺斑片状对称性分布的毛玻璃样阴影，有时为双侧性气腔实变，高分辨 CT（HRCT）更敏感，可提高临床诊断率。

实验室检查白细胞总数可减少，分类正常或核左移，嗜酸性粒细胞计数可增高，淋巴细胞绝对值减少。动脉血气分析往往有明显的低氧血症，PO_2 下降，常在 60 mmHg 以下，动脉血 PCO_2 正常或稍低，肺泡－动脉氧分压差增大，可有呼吸性碱中毒。血清乳酸脱氢酶水平升高，但对于诊断 PCP 无特异性。患者的痰液、支气管肺泡灌洗液，经支气管肺活检、经皮肤穿刺肺活检或开胸后肺活检标本，检查肺孢子菌滋养体与包囊可明确诊断。

肾脏移植术后患者，一旦诊断明确，早期治疗是控制疾病发展，预防严重并发症的关键，对暂时无法明确诊断的患者可以考虑诊断性治疗。PCP 的治疗主要是针对病原治疗、氧疗和激素治疗等。诊断 PCP 后，应该减量或者停用免疫抑制剂，复方磺胺甲噁唑（TMP/SMZ，SMZco）是目前治疗 PCP 的首选药物，SMZ 100 mg/(kg · d) + TMP 20 mg/(kg · d)，分 4 次静脉注射或口服，连用 14～21 天。对于出现严重低氧血症者，应静脉给予肾上腺糖皮质激素，可减轻肺间质炎症，改善缺氧症状，保护移植肾功能。方案为甲强龙 40 mg，2 次/天，连用 5 天，随后改为 40 mg，1 次/天，连用 5 天，最后 20 mg，1 次/天，连用 10～11 天。如果病程中出现难以纠正的低氧血症，应及早使用呼吸机辅助呼吸，尽量使用无创呼吸机，纠正缺氧，改善呼吸困难症状。还可以给予胸腺肽、丙种免疫

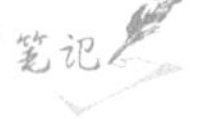

球蛋白，提高自身免疫力。

肺孢子菌肺炎不经治疗，死亡率几乎 100%，若能早期治疗一般预后较好。减少过度免疫抑制的发生是预防本病的重要措施。器官移植后早期可以间断给予 SMZco 口服，尤其当 CD4 + T 细胞计数 <200cell/μL 时应接受预防 PCP 治疗。

病例点评

患者肾移植术后 4 个月，出现呼吸困难表现，存在低氧及 CT 表现为毛玻璃样改变，提示本病发生，应及时给予针对性病原体治疗，效果较好，恢复较快。

器官移植术后肺孢子菌肺炎患者的诊断标准：典型的临床症状，发热、干咳，渐进性呼吸困难，氧饱和度降低，而又缺少肺部体征；胸部影像学表现为浸润影、毛玻璃样改变时应积极考虑本病，肺孢子菌肺炎确诊依靠病原学检查。

治疗上首选复方磺胺甲基异噁唑片，足量足疗程，严重者可加用卡泊芬净，能提高治愈率。此外皮质激素的使用也很重要，可以减轻炎症反应，改善肺部弥散功能。

肺孢子菌肺炎重在预防，针对每个术后患者，个体化调整免疫抑制剂的用量，避免过度免疫抑制是防止发生 PCP 的关键。

临床上怀疑 PCP，应尽可能获得病原学资料明确诊断，及时留取痰标本，对少痰或无痰者要诱导痰，或者进行支气管镜灌洗、组织穿刺等取得标本。

（杨洋　雷联会）

032 胰肾联合移植术后切口努卡菌感染1例

病历摘要

患者，男，46岁。2017年10月31日主因“发现多饮、多食20年，血肌酐升高9年”就诊我院。主要诊断：2型糖尿病，糖尿病肾病，尿毒症，肾性高血压，肾性贫血。于2017年11月1日行同种异体胰肾联合移植术，术后于同年11月15日恢复顺利出院。术后20余天患者出现发热伴乏力、纳差，不伴恶心、呕吐，最高体温至39 ℃，自觉术区切口下疼痛明显，入院诊断“腹膜炎”。入院查体：腹平坦，右侧腹部压痛、反跳痛。全腹未扪及包块，墨菲氏征(－)，肝脾肋下未触及。肝脾区无叩痛，双肾区叩痛(－)。移动性浊音(－)。肠鸣音正常。实验室检查：①血常规：CRP 52.53 mg/L，WBC 5.86×10^9/L，N% 94.6%，PLT 203×10^9/L，HGB 105 g/L；②肝功能正常；③肾功能：Cr 94 μmol/L，UA 418 μmol/L，ALB 35.9 g/L。腹部CT显示（图37）“胰肾联合移植术后”改变，下腹腔正中混杂密度影，结合临床，考虑为炎性包块。对症抗感染治疗好转。期间出现餐后血糖升高，考虑“移植胰腺排斥反应”对症即复宁抗排斥治疗后好转。术后1月余患者自觉下腹疼痛明显，切口下方红肿破溃予敞开引流换药。分泌物培养结果提示奴卡菌（图38）。根据药敏对症应用磺胺类药物复方磺胺甲噁唑（口服，

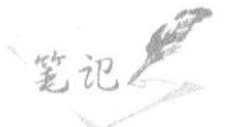

0.48 g/8 h）治疗未见明显好转，并于2018年6月14日行切口清创术，彻底清创。术中清创切口皮下脂肪组织内可见巨大炎性结节（图39）。术后1周左右切口下再次出现硬结包块，并且肿块突进右侧阴囊内。调整增加复方磺胺甲噁唑片（口服，0.144 g/8 h）后，肿块明显缩小出院。

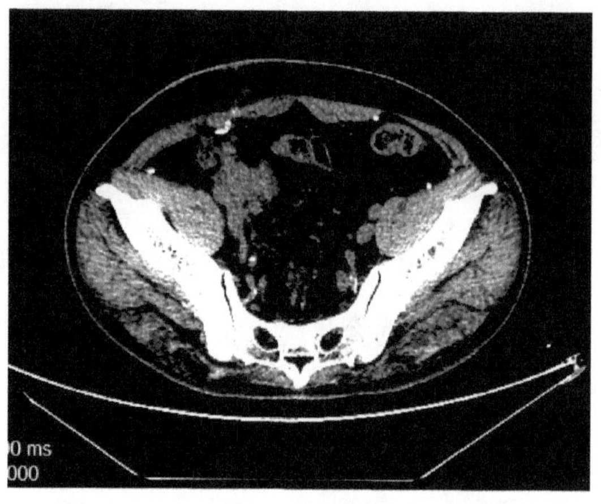

图37　腹部CT下腹部炎性包块

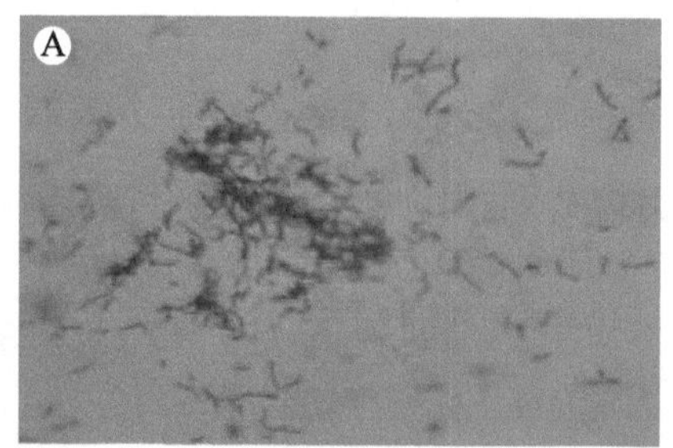

（HE染色×100）

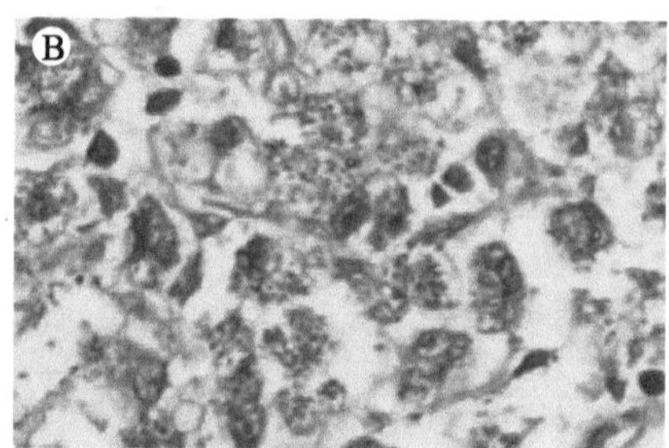

（HE染色×400）

图38　分泌物培养结果提示奴卡菌

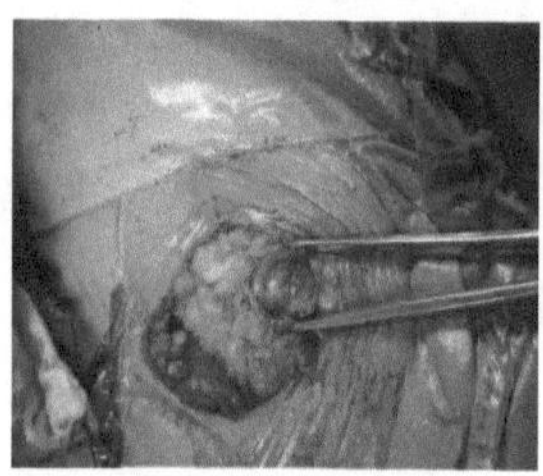

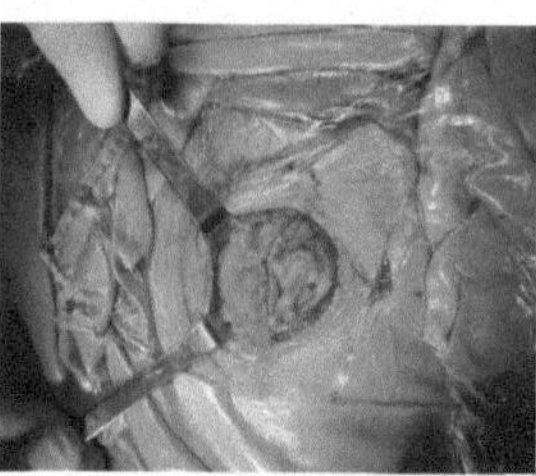

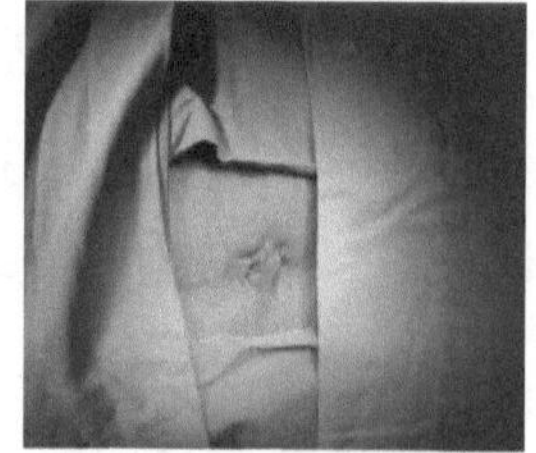

图39　术中清创切口皮下脂肪组织内见巨大炎性结节

笔记

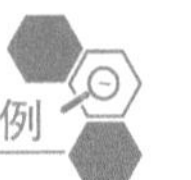

病例分析

奴卡菌广泛存在于土壤中，是一类需氧型，革兰染色阳性的丝状杆菌，感染常见于免疫力低下人群，主要经呼吸道或破损皮肤、黏膜形成局部感染，部分可播撒至脑、肝、肾等部位。实体器官移植后奴卡菌感染的发生率约为0.1%，较为少见，但近年来呈逐渐上升趋势，需引起临床重视。

由于奴卡菌感染的微生物影像学和临床表现不典型，易与结核分枝杆菌和曲霉菌等引起的感染混淆。奴卡菌的诊断主要依据病原学结果，其阳性率较低，容易造成误诊、漏诊。临床诊断奴卡菌感染比较困难，根据患者的症状、放射学及血清学检测难以确诊。因此，在临床上，当出现下列情况时，应考虑奴卡菌感染可能：①患者免疫力低下，如 AIDS 患者；②器官移植后；③长期使用免疫抑制剂或糖皮质激素；④肿瘤放化疗后；⑤曾经发生过短期肺部感染或现阶段仍存在肺部感染的患者，现又并发中枢神经系统、软组织或者皮肤的病变。本例患者为移植术后，机会性皮肤感染奴卡菌，多次病原学及病理未检测到致病菌，经反复多次病原学检查才检出奴卡菌阳性结果，因此重视病原学检查有助于早期确诊。本例患者可能由于术后长期应用糖皮质激素及免疫抑制剂而引起病灶扩散。早起症状不明显，容易被忽视。

目前，公认磺胺类药物为奴卡菌感染治疗的首选药物。如磺胺嘧啶（SD），磺胺甲噁唑（SMZ）和甲氧苄胺嘧啶（TMP）。此外，对奴卡菌敏感的药物还有氨基糖苷类、碳青霉烯类、喹诺酮类和部分头孢菌素。感染后治疗疗程宜长，一般需要持续6个月，累计中枢神经系统及有免疫抑制患者，疗程需1年以上。形成脑脓肿、脓

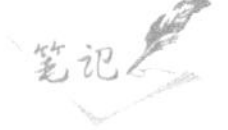

胸及皮下脓肿患者，必须行外科手术治疗。本例患者明确诊断后，对移植术后皮下奴卡菌感染加强认识，通过给予彻底清创同时大剂量口服 SMZco 治疗，病情逐渐好转。但在治疗前需了解 SMZco 药物不良反应，通过调整剂量及防治措施，减少药物性肾损伤及肝损伤的发生。

病例点评

移植术后奴卡菌感染，在我国致病菌感染中罕见，且皮下感染目前仅发现本例，应加强对奴卡菌的认识。切口下病灶播撒，在处理常见菌的同时也要不断了解特殊致病菌。移植术后奴卡菌感染，磺胺类药物为治疗的首选药物。需了解磺胺类药物剂量、治疗周期及药物对移植胰腺及肾脏的影响，本例患者经多次调整治疗方案后达到满意效果。对于奴卡菌感染，要加强病原学检测，应做到及时发现，早期合理治疗，确保预后良好。

（钱雷　王建立）

033 肾移植术后感染性心内膜炎 1 例

病历摘要

患者，女，38 岁。主因“发现蛋白尿 10 年余，肾移植术后 3 年，间断发热 3 月余”入院。10 年前因蛋白尿行肾活检示增生硬化性肾小球肾炎，间断服用氯沙坦钾等药物控制血压、降尿蛋白，血

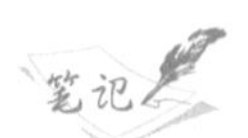

肌酐逐渐升高至 800 μmol/L，开始行规律血液透析治疗，3 年前行同种异体肾移植术，术后用普乐可复、霉酚酸酯、美卓乐抗排异治疗，血肌酐最低降至 337 μmol/L，后血肌酐逐渐升高至 814 μmol/L，留置半永久血透双腔管后再次行血液透析治疗。3 个月前无诱因出现发热，体温最高达 39.8 ℃，伴畏寒、寒战、咳嗽、咳痰、胸闷、气促。血常规：WBC 4.8 $\times 10^9$/L，N% 81.2%，HGB 55 g/L，PLT 109 $\times 10^9$/L，CRP 75 mg/L。生化：ALT 6 IU/L，AST 48 IU/L，ALB 28.7 g/L，BUN 20.8 mmol/L，Cr 594 μmol/L，GLU 5.4 mmol/L，K^+ 4.1 mmol/L，PCT 3.5 ng/mL。G 试验 127.9 pg/mL，GM 试验阴性，CMV-DNA 阴性。淋巴细胞亚群：CD4 105 cells/μl。CD4/CD8：0.45。半永久血透双腔管及外周血培养均提示：粪肠球菌，真菌培养阴性。胸部 CT：肺部炎性改变、胸腔积液。考虑发热原因为肺部感染、导管相关性感染，遂停用移植术后抗排异药物。先后根据血培养药敏结果给予头孢呋辛钠、左氧氟沙星、青霉素、美平及替考拉宁等抗生素抗感染治疗，同时间断给予补充人血白蛋白、改善贫血等治疗 2 月余，体温正常后出院。出院时血压偏低，90/60 mmHg。2018 年 2 月 9 日在当地医院行超声心动图示：左房大，二尖瓣轻度反流，主动脉瓣钙化（赘生物形成可能）伴关闭不全，左心功能降低。于 2 月 26 日逐渐出现乏力、腹胀、纳差等不适，血压最低至 75~90/30~50 mmHg，再次以“肾移植术后移植肾肾功能衰竭”入院。入院查体：血压 90/60 mmHg，心率 90 次/分，律齐，心音有力，主动脉瓣听诊区可闻及Ⅴ/Ⅵ级粗糙响亮舒张期杂音，双下肺呼吸音粗，未闻及明显干湿性啰音，肝脾肋下未触及，双下肢无水肿。入院后化验血常规：WBC 6.1 $\times 10^9$/L，N% 78.7%，HGB 66 g/L，PLT 42 $\times 10^9$/L，CRP 89 mg/L。生化：ALT 10 IU/L，AST 14 IU/L，ALB 27.4 g/L，BUN 12.48 mmol/L，Cr 447 μmol/L，GLU 4.3 mmol/L，

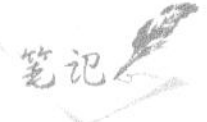

K^+ 3.2 mmol/L，PCT 3.42 ng/mL。G 试验：241.3 pg/mL，GM 试验阴性，血培养阴性。入院诊断：慢性肾小球肾炎，慢性肾脏病5期，肾移植术后移植肾功能衰竭，肾性贫血，感染性心内膜炎？主动脉瓣赘生物形成？主动脉瓣关闭不全。入院后再次出现发热，体温最高达 39.0 ℃，伴畏寒、咳嗽、咳白色泡沫痰，行血液透析时感胸闷、气促，不能平卧。复查心脏超声示：左心大、主肺动脉及左、右分支增宽，主动脉瓣瓣叶上强回声团伴流速增快，考虑赘生物形成（23.5 mm×14.4 mm、20.2 mm×10 mm），其性质待定，主动脉瓣、二尖瓣反流。请心外科会诊后考虑感染性心内膜炎、心功能4级，建议手术治疗，遂转心外科在全麻下行主动脉瓣置换术。

病例分析

感染性心内膜炎（infective endocantitis，IE）是指由细菌、真菌和其他微生物（如病毒、立克次体、衣原体、螺旋体等）直接感染而产生的心瓣膜或心室壁内膜的炎症，瓣膜为最常受累部位，感染也可发生在室间隔缺损部位、腱索和心壁内膜。当机体抵抗力降低时（如肿瘤、心脏手术、免疫抑制等）病原菌侵入血流，引起败血症并侵犯心内膜，多发生在本来正常的心内膜上，可单独侵犯主动脉瓣或单独侵犯二尖瓣。

发热是心内膜炎最常见的症状。几乎所有的患者都有过不同程度的发热，热型不规则、热程较长，个别患者无发热。此外患者有疲乏、盗汗、食欲减退、体重减轻、关节痛、皮肤苍白等表现，病情进展较慢。80%~85% 的患者可闻及心脏杂音，可由基础心脏病和（或）心内膜炎导致瓣膜损害所致。原有的心脏杂音可因心脏瓣膜的赘生物而发生改变，出现粗糙响亮、呈海鸥鸣样或音乐样的杂

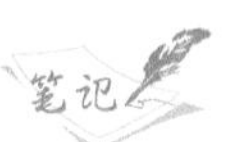

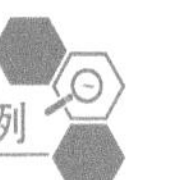

音，原无心脏杂音者可出现音乐样杂音。病程后期可出现栓塞症状，约 1/3 的患者可以栓塞为首发症状。皮肤栓塞可见散在的小淤点，指趾屈面可有隆起的紫红色小结节，略有触痛，此即 Osler 结节；内脏栓塞可致脾大、腹痛、血尿、便血，有时脾大很显著；肺栓塞可有胸痛、咳嗽、咯血和肺部啰音；脑动脉栓塞则有头痛、呕吐、偏瘫、失语、抽搐甚至昏迷等。病程久者可出现杵状指（趾），一般无发绀。

血常规检查表现为进行性贫血，多为正细胞性贫血，白细胞计数增多、中性粒细胞升高、ESR 增快、CRP 阳性。当合并免疫复合物介导的肾小球肾炎、严重心衰或缺氧造成红细胞增多症时，血清球蛋白常增多，甚至白蛋白、球蛋白比例倒置，免疫球蛋白升高、γ－球蛋白升高、循环免疫复合物增高及类风湿因子阳性。血细菌培养阳性是确诊感染性心内膜炎的重要依据，凡原因未明的发热、体温持续 1 周以上，且原有心脏病者，均应积极反复多次进行血培养。超声心动图检查能够检出直径大于 2 mm 以上的赘生物，对诊断感染性心内膜炎很有帮助。此外，在治疗过程中超声心动图还可动态观察赘生物大小、形态、活动和瓣膜功能状态，了解瓣膜损害程度，对决定是否做换瓣手术具有参考价值。

抗生素的应用是治疗心内膜炎最重要的措施。选择抗生素要根据致病菌培养结果和对抗生素的敏感性。疗程亦要足够长，一般为 4～6 周。当出现下述情况时需考虑手术治疗：标准药物治疗难以改善的充血性心衰；真菌感染性心内膜炎（特别是荚膜组织胞浆菌）；72 小时恰当抗生素治疗后的持续性败血症；复发性脓毒性栓塞，特别是抗生素治疗 2 周后；主动脉窦动脉瘤破裂；间隔脓肿所致的传导异常；主动脉瓣感染性心内膜炎患者二尖瓣前叶赘生物感染。

本例患者由于长期留置半永久血透双腔管，易出现导管相关性感染，加之肾移植术后长期服用免疫抑制剂，免疫力低下，也容易

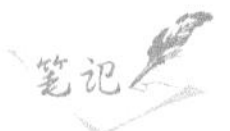

发生各种感染。该患者血培养阳性后尽管针对血培养和药敏结果调整和选用了敏感的抗生素治疗，感染也得到了有效控制，但停药后再次出现发热，应引起临床医师高度重视，扩大对感染源和感染部位的搜索。因此，对肾移植术后反复发热的患者，尤其是停药后再次出现发热的患者，除了考虑常见的感染部位如肺部、泌尿系、皮肤外，应注意心脏的体格检查，观察心脏杂音的变化，必要时行心脏超声检查除外感染性心内膜炎。

病例点评

肾移植术后患者如果出现不明原因的长期或间断发热，在考虑各种少见感染如肺孢子菌肺炎、巨细胞病毒感染、曲霉菌感染等的同时，应除外感染性心内膜炎。

（张承英）

034 肾移植术后腹膜外阑尾穿孔继发动脉破裂1例

病历摘要

患者，女，39岁。以“肌酐升高10年，透析9个月”于2015年9月19日入院，诊断为“IgA肾病，慢性肾功能不全尿毒症期”，

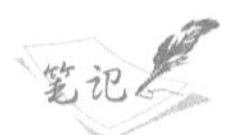

行“同种异体肾移植手术”，移植肾脏置于右侧髂窝内，动脉、静脉分别与患者髂外动脉、静脉端侧吻合。术后31天，因“重度急性排斥反应”切除移植肾，恢复透析。切除术后第8天髂窝引流液变浑浊，第15天出现食物残渣伴粪臭。无腹痛、肌紧张、压痛及反跳痛，无腹腔积液、游离气体。考虑结肠穿孔，因患者一般状况差，予以切口敞开换药，冲洗引流。2015年11月28日突然切口内自发大出血，急诊介入发现髂动脉壁原吻合口处破裂，立即DSA下放置覆膜支架两枚，止血成功。髂窝内坏死组织病理可见霉菌菌丝，诊断为“真菌性动脉瘤破裂出血”。抗真菌治疗，血管逐渐坏死，支架裸露（图40）。2016年1月19日全麻下剖腹探查，术中发现回盲部炎症粘连固定，因担心髂动脉支架移位出血，未游离回盲部，为减轻感染及肠内容物污染行“剖腹探查术＋回肠造口术”，术后髂窝感染减轻，肉芽组织填充，脓腔逐渐缩小。2016年2月3日髂窝切口内再次大出血，急诊介入发现两枚支架间重叠部分移位成角漏血，遂置第三枚支架。此后患者全身状况明显改善，伤口缩至2 cm。2016年6月11日切口内第三次大出血，急诊介入可见原支架近心端1 cm髂内、外动脉分叉处假性动脉瘤形成，行髂动脉支架植入术＋髂动脉瘤栓塞术（图41），术后效果不理想，仍间断有少量出血。2016年6月15日行双侧股动脉人工血管搭桥旁路手术＋回盲部切除术＋回肠造口切除术（图42）。术中取双腿纵切口各5 cm，右侧股动脉近端结扎，远端以人工血管搭桥从皮下隧道自耻骨联合上方穿过，与左侧股动脉吻合。另取右侧经腹直肌纵切口，于腹腔内髂总动脉近心端结扎，取出留置的4枚覆膜支架及弹簧圈（图43），缝扎髂内动脉开口。清除髂窝脓腔，整块切除肠瘘段回盲部及回肠造瘘口，行回肠、升结肠吻合。术后检视切除标本，可见腹膜后位阑尾末端坏死穿孔，余结肠壁完整。患者恢复顺

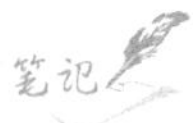

利，1 个月后出院。随访，目前患者维持规律透析，情况良好。

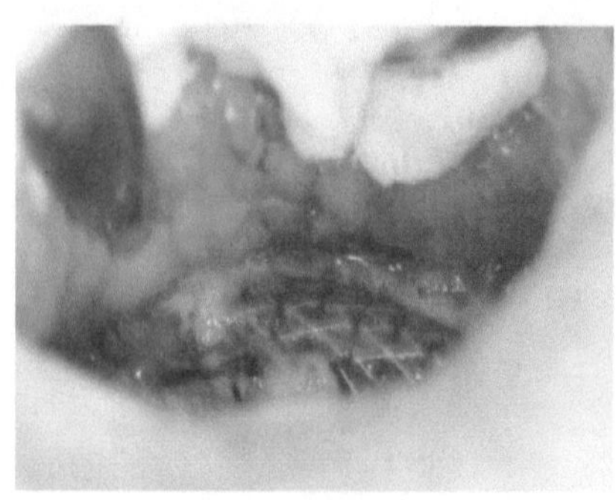

图 40 髂窝内血管逐渐坏死，支架裸露图

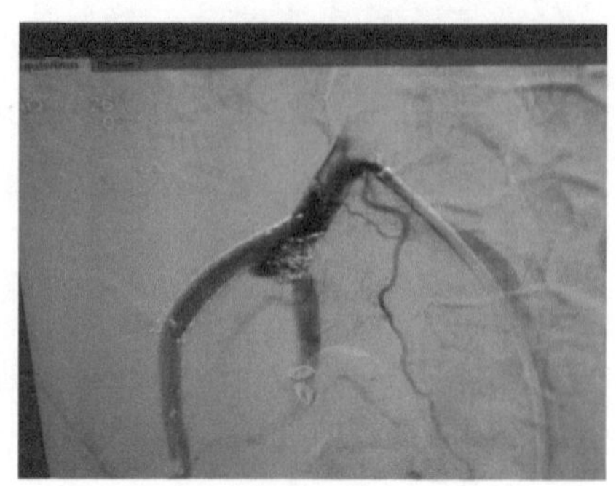

图 41 髂动脉支架植入术 + 髂动脉瘤栓塞术

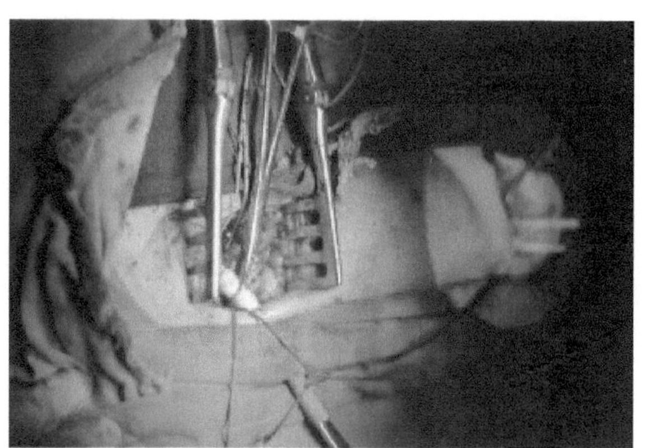

图 42 行双侧股动脉人工血管搭桥旁路术 + 回盲部切除术 + 回肠造口切除术

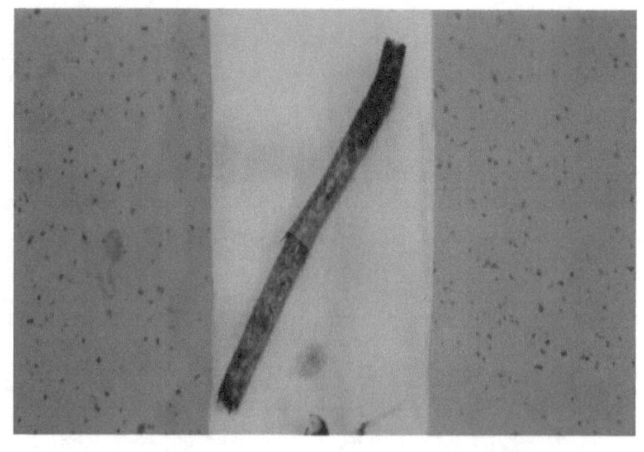

图 43 取出留置的 4 枚覆膜支架及弹簧圈

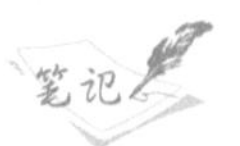

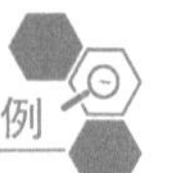

病例分析

实体器官移植术后发生阑尾炎，国内外仅有少量报道。移植后中远期阑尾炎与非移植阑尾炎相似，腹痛、白细胞升高、恶心、呕吐等症状及右下腹压痛等腹部体征比较典型。而实体器官移植术后围手术期阑尾炎十分罕见，且受到手术和抗排斥药物的影响，往往起病隐匿，症状、体征均不典型，可引起严重后果。腹膜后位阑尾炎约占普通人群的 4% 。腹膜后位阑尾炎症状不典型，如穿孔可引起后腹膜腔、腰大肌、髂窝脓肿等。

本病例为肾移植术后早期出现的腹膜后位阑尾炎，更是极其罕见，经文献检索未见报道。移植肾重度排斥反应，导致周围临近组织广泛的炎性反应、水肿及炎细胞浸润，直接作用于位于腹膜后间隙内的阑尾。大剂量抗排斥药物诱导及激素冲激治疗，可能对阑尾炎具有促进作用。髂窝区域手术后切口疼痛，掩盖了不典型的腹膜后阑尾炎，早期诊断困难。阑尾穿孔导致肠内容物进入髂窝内，在移植术区迅速蔓延，并对裸露的髂血管尤其是吻合口腐蚀。

放置支架仅在急症抢救时采用。确定性治疗，需要避开感染范围，重建右下肢血供，切除感染病灶，重建消化道。这与 Kim 之前报道的病例治疗情况类似。该治疗需要普通外科、移植外科和血管外科医师协作才能最终完成。本病例为肾移植后髂窝内感染提供了一种新的诊断思路及治疗借鉴。

病例点评

肾移植术后肾周感染是较为常见的并发症，可致灾难性的后

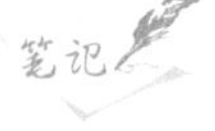

果，危害很大。肾周感染多与供体来源（Donor derived infection，DDI）有关，但也不排除其他来源。感染可能威胁移植肾的存活，甚至累及髂动脉和肾动脉。吻合口周围动脉血管为了吻合方便被裸化，所以更容易受累，并可导致移植肾吻合口破裂。常见病原体可能是细菌（肺炎克雷伯菌、金黄色葡萄球菌）、真菌（念珠菌、曲霉菌、毛霉菌等）。有些情况下，感染较为隐匿，移植肾周围血肿可能是首发症状，或者是超声提示形成假性动脉瘤。当然也有严重感染作为首发症状，可能伴有发热、肾周脓肿、切口裂开。

对于血管感染所致动脉破裂，手术单纯修补往往无济于事，数日后将会再度破裂。在急性期如果出现肾周大量出血，开放手术可能存在风险，可先通过急诊介入放置覆膜支架止血，然后再选择开放手术处理。

不同的肾移植术式，出现动脉感染时的处理有所不同。如果是受体髂内动脉与肾动脉吻合，处理相对容易。可以切除肾脏和吻合口，在髂内动脉根部结扎。如果是受体髂外动脉与供肾动脉端侧吻合，处理较为复杂。对于血管侵袭性较小、有把握能够用抗生素控制的细菌及念珠菌感染，有报道尝试将受者髂动脉和吻合口感染段切除，利用预存的供体髂动脉血管间置重建，恢复移植肾的血流，取得初步良好的效果。如果是侵袭性较强的嗜血管性曲霉菌、毛霉菌，则重建感染区域的血管风险是非常高的。可靠的办法就是彻底切除移植肾及感染区域的髂动脉血管，利用对侧股动脉进行人工血管搭桥至患侧，保障下肢血供，近心端结扎封闭。

（关兆杰　王建立）

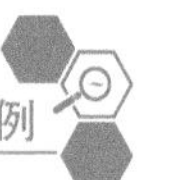

035 髓质海绵肾患者肾移植后移植肾功能衰竭1例

病历摘要

患者，男，36岁。主因“发现双肾结石8年余”入院。患者于2009年发现尿中有碎石颗粒，伴尿痛、泡沫尿。于当地医院化验血肌酐500 μmol/L，行肾脏超声示：双肾萎缩，双肾皮质变薄，双肾髓质区见多个大小不等的强回声光团，后伴声影，考虑双肾多发结石。行静脉肾盂造影示：双肾髓质内呈放射状梭形分布多个大小不等致密影，集合管呈多灶性扩张。双肾CT：双肾乳头区及髓质锥体区可见多发高密度影，肾皮质变薄，提示双肾海绵肾（图44）。尿结石成分分析：可见草酸钙、磷酸钙结石，诊断为“双肾髓质海绵肾并结石”。多次行体外超声碎石及排石治疗，2010年无诱因出现四肢无力，伴恶心，呕吐咖啡样物，就诊于某部队医院，化验血常规：血红蛋白86 g/L。肾功能：BUN 27 mmol/L，Cr 1200 μmol/L，K^+ 2.5 mmol/L，Cl^- 115 mmol/L，Ca^{2+} 1.88 mmol/L，P^{3-} 0.7 mmol/L。血气分析：pH 7.2，SB 16 mmol/L，AB 13 mmol/L，BE −13 mmol/L。尿常规：pH 7.3，尿比重1.010。24小时尿钾30 mmol。诊断为“慢性肾脏病5期，肾小管酸中毒”。开始血液透析治疗并给予枸橼酸钾口服补钾，2015年12月为行肾移植手术入院，家族史无特殊。入院查体：BP 130/80 mmHg，心肺无异常，肝脾肋下未触及，双下肢无水肿。入院后化验血常规：WBC 8.08 × 10^9/L，N% 66.7%，HGB 130 g/L，

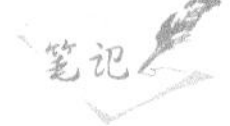

PLT 222 × 10^9/L。生化：ALT 6 IU/L，AST 19 IU/L，ALB 44 g/L，BUN 26.7 mmol/L，Cr 1247 μmol/L，GLU 4.3 mmol/L，K^+ 5.7 mmol/L，Ca^{2+} 2.5 mmol/L，P 2.6 mmol/L。入院诊断：髓质海绵肾，肾性高血压，肾性贫血，慢性肾脏病 5 期，双肾结石。肾移植术后血肌酐波动在 280 ~ 470 μmol/L，K^+ 2.8 ~ 3.2 mmol/L，Cl^- 108 ~ 115 mmol/L，Ca^{2+} 1.7 ~ 1.9 mmol/L，P 0.6 ~ 0.8 mmol/L。血气分析：pH 7.3，SB 15 mmol/L，AB 12 mmol/L，BE −10 mmol/L。移植肾超声：移植肾及移植肾输尿管内多发结石。2016 年 3 月行移植肾活检，病理回报：临界型，疑为 T 细胞介导性急性排斥反应，C4d 免疫组化染色（−），部分肾小管可见透明蛋白管型及间质灶状淋巴细胞浸润（图 45），较多肾小管管腔内可见明显透明样钙盐沉积和（图 46）。考虑肾移植术后移植肾结石，移植肾功能衰竭，再次行血液透析治疗至今。

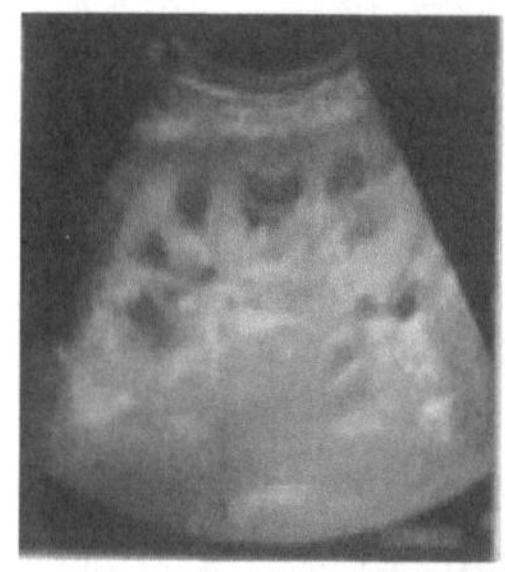
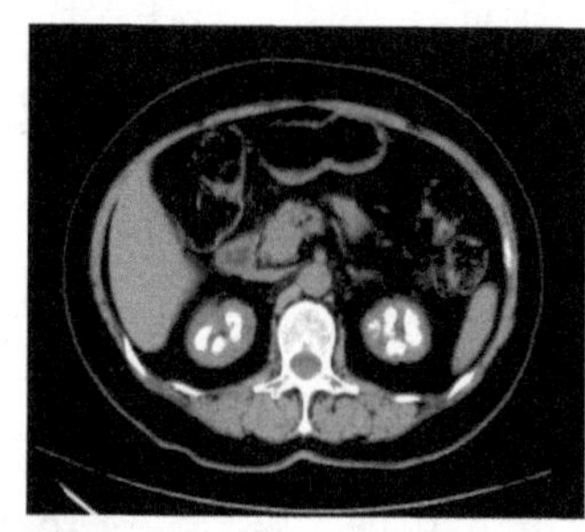
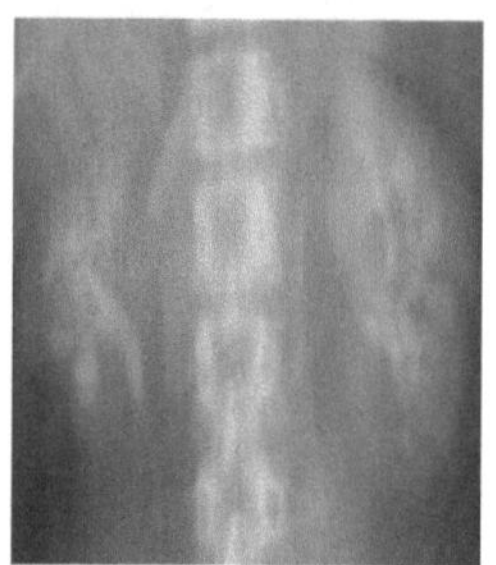

图 44　肾脏超声、CT 及静脉肾盂造影均提示双侧髓质海绵肾改变

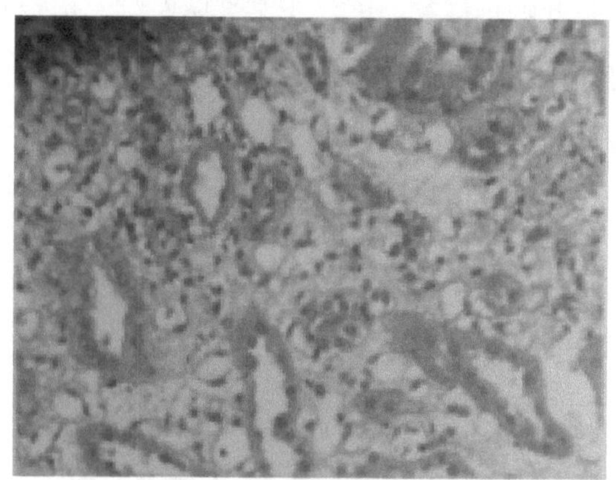

图 45　肾间质内可见局灶性间质水肿和淋巴细胞浸润（HE 染色 ×400）

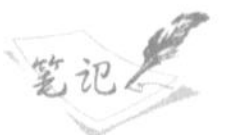

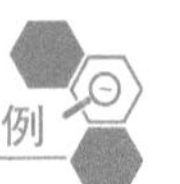

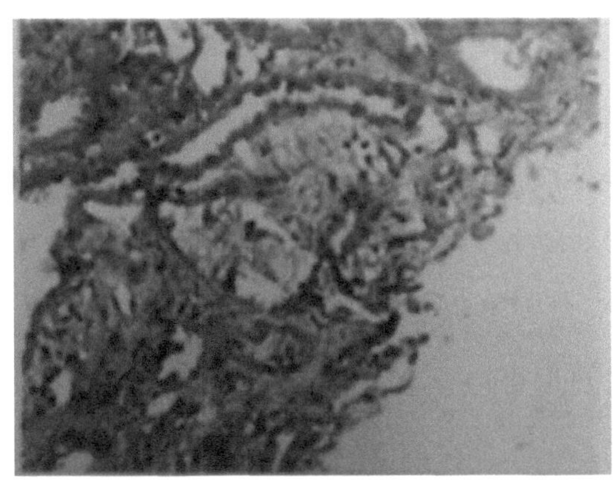

图 46　肾小管管腔内可见明显透明样钙盐结晶沉积（HE 染色 ×400）

病例分析

髓质海绵肾（medullary sponge kidney，MSK）简称海绵肾，在 1939 年由 Lenarduzzi 首次报道，是一种少见的先天性肾髓质囊性疾病，特点为肾锥体乳头及集合管呈囊柱状扩张，因外观貌似海绵而得名。临床上常表现为肾钙质沉着或肾结石、肾小管酸化和浓缩功能异常、髓质集合管囊性扩张及并发尿路感染甚至慢性肾衰竭等。3%～5% 的复发性肾结石患者存在 MSK。

多数 MSK 属散发，无家族史。反复发作的肾钙质沉着和肾结石是 MSK 最常见的临床表现。结石常为双肾多发，其成分常为磷酸钙或草酸钙。其结石形成的机制可能包括：解剖异常引起局部尿液积聚而使尿盐沉积在呈囊状扩张的集合管或乳头管内；细胞碎片和囊内玻璃样物质提供了结石形成基质；肾小管酸化功能障碍致肾小管酸中毒使钙盐沉积；代谢因素，如高钙尿症、高尿酸血症、高草酸尿症等。

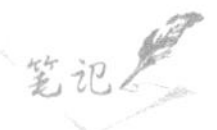

髓质海绵肾的诊断主要依赖影像学检查，之前的研究一直将

静脉肾盂造影（IVU）作为诊断 MSK 的金标准，IVU 检查通常可见明显扩张的肾集合管，表现为肾锥体内有许多小囊状致密影，充盈的囊腔呈条纹状、扇形或花束状改变，肾集合小管内或小囊肿可见多发微小结石。本例患者的 CT 及 IVU 均诊断为 MSK。但目前发现 CT 对集合系统细节的分辨率不如 IVU，不能很好地显示扩张的肾小管及小囊肿，但可以发现较大的囊性扩张的乳突前集合管及小肾结石，由于 MSK 常并发肾结石，因此 CT 有逐渐取代 IVU 的趋势。

据统计，在 MSK 患者中 80% 存在肾小管酸化功能不良，60% 存在尿液浓缩功能障碍，50% 合并部分或完全性远端肾小管酸中毒。病因常为肾乳头先天发育障碍致乳头管和集合管梗阻出现囊状扩张，累及远端肾小管，引起尿浓缩及酸化功能障碍致肾小管酸中毒。文献报道常合并Ⅰ型肾小管酸中毒，Ⅰ型（远端型）肾小管酸中毒的临床特点为低钾高氯性代谢性酸中毒，酸性血伴碱性尿，尿钾增多，合并钙、磷、镁等电解质紊乱。本例患者有四肢无力等临床表现，实验室检查示低血钾、低血钙、低血磷、高血氯，代谢性酸中毒伴反常性碱性尿，故考虑合并远端Ⅰ型肾小管酸中毒。MSK 患者因肾移植后结石易复发，应慎重选择行肾移植术。术后要定期行尿 pH、24 小时尿钙、尿钾、血电解质、肾功能、血气分析及移植肾影像学检查。本例患者肾移植后移植肾再次出现多发结石，伴低钾、代酸等肾小管酸中毒表现，并再次出现移植肾功能衰竭，重新进入血液透析治疗。

病例点评

笔记

髓质海绵肾是一种少见的先天性肾脏发育异常疾病，少数病例

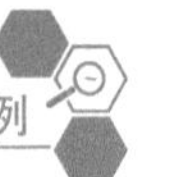

可引起慢性肾功能衰竭。反复发作的肾钙质沉着和肾结石是 MSK 最常见的临床表现。因肾移植后易发生移植肾结石，针对髓质海绵肾伴肾衰竭患者应慎重选择肾移植术，术后应加强监测，积极防治并发症，延缓肾功能进展，提高移植肾长期存活率。

（张晶　张承英）

036 血透患者肾移植术后并发结肠瘘致顽固性高钾血症 1 例

病历摘要

患者，女，39 岁。主因“发现血肌酐升高 10 年余，行血透治疗 7 月余”入院。10 年前因蛋白尿行肾活检示 IgA 肾病，未规律治疗及监测肾功能，7 个月前化验血肌酐 810 μmol/L，遂开始血透治疗。家族史无特殊。入院查体：140/90 mmHg，心肺无异常，肝脾肋下未触及，双下肢无水肿。入院后化验血常规：WBC 5.81×10^9/L，N% 66.8%，HGB 119 g/L，PLT 211×10^9/L。生化：ALT 25 IU/L，AST 28 IU/L，ALB 42 g/L，BUN 21.6 mmol/L，Cr 783 μmol/L，GLU 4.8 mmol/L，K^+ 5.2 mmol/L。腹部超声提示双肾萎缩。入院诊断：慢性肾小球肾炎，IgA 肾病，慢性肾脏病 5 期，肾性高血压、肾性贫血。入院第 2 天即行“同种异体肾移植手术”，术后常规予

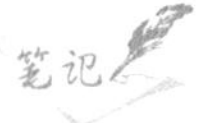

泼尼松龙、霉酚酸酯、环孢素等药物抗排异治疗，血肌酐逐渐降至200 μmol/L，术后第5天血肌酐上升至460 μmol/L，考虑移植肾急性排异反应，给予甲强龙及抗胸腺细胞免疫球蛋白冲击治疗，术后第10天行移植肾第1次穿刺活检，病理回报：移植肾缺血再灌注损伤。术后2周因尿量减少，血肌酐波动在434～589 μmol/L，血钾波动在3.54～4.72 mmol/L，再次行血液透析治疗。术后第25天行移植肾第2次活检，病理回报：移植肾急性排异反应。术后1个月复查移植肾超声示：移植肾实质回声不均，移植肾中部及上极未见明确血流信号，可见肾动脉上段支闭塞？移植肾下极动脉阻力指数高。第3次行移植肾穿刺活检，病理回报：重度急性T细胞介导性排斥反应造成的移植肾重度损伤，遂行“移植肾切除手术”，术后多次化验血常规淋巴细胞绝对值计数最低至60×10^9/L，CD4最低至0～77 cells/μl。移植肾切除术后10余天沿髂窝原切口出现大量脓苔、坏死组织及食物残渣样物质，送检培养结果提示铜绿假单胞菌、季也蒙假丝酵母菌，考虑结肠瘘。予持续髂窝冲洗引流，以及敏感抗生素抗感染治疗，同时在全麻下行“回肠造瘘术”，术后多次复查血钾波动在5.92～7.53 mmol/L之间，遂停用一切可能引起高钾的药物，禁食含钾高的食物，给予降钾树脂（聚苯乙烯磺酸钙散剂）5 g/次，每天3次，口服降钾治疗，同时增加血液透析次数，每周4～5次，多次复查透析前血钾仍波动在5.51～6.36 mmol/L。5个月后行回盲部切除术及结肠回纳术（图47、图48），术后复查透析前血钾波动在3.24～5.43 mmol/L，透析次数逐渐减为每周3次，并停止服用降钾树脂，病情稳定出院。

笔记

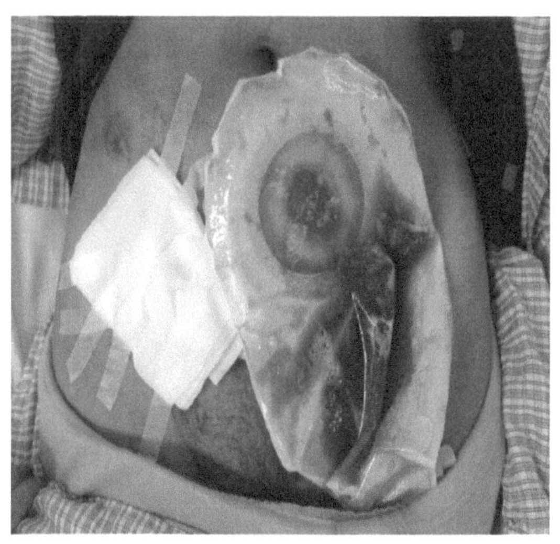

图 47　回肠回纳术前腹壁情况

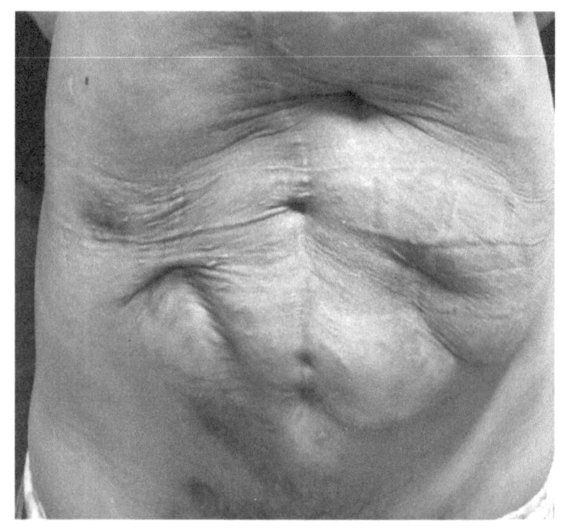

图 48　回肠回纳术后腹壁情况

病例分析

肾移植是目前终末期肾脏病患者最理想的治疗方法，其手术复杂，创伤较大，并发症多，高钾血症是严重危及终末期肾病患者生命的重要并发症，可诱发致命性心律失常，致心搏骤停。据报道，

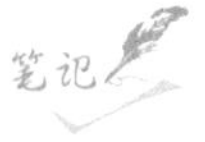

高钾血症在维持性血液透析（maintenance hemodialysis，MHD）患者中的发生率约为10%。结肠瘘是肾移植术后严重的并发症，肠瘘发生后大量肠液和营养物质丢失，可引起脱水、电解质紊乱、酸碱失衡、肝肾功能障碍、低蛋白血症、败血症等。

本例患者肾移植术后因反复感染和抵抗力下降致肠瘘，肠瘘引起严重的电解质紊乱致高钾血症。肠瘘所致的高钾血症，主要原因有结肠内碳酸氢盐的丢失引起酸中毒致高钾血症，原尿中的氯离子通过瘘管到达结肠，再通过结肠上皮细胞的氯离子及碳酸氢根离子转运体与碳酸氢根离子进行交换，最后通过粪便丢失碳酸氢盐，还有胆汁、胰液和小肠液均含有高浓度的碳酸氢盐，由瘘口引流引起这些消化液的丢失可导致碳酸氢盐缺失。碳酸氢盐的丢失导致细胞外液大量氢离子堆积，启动氢－钾泵，氢离子内流，钾离子外流，致细胞外钾离子增高。原尿中的尿素通过瘘管转移并在结肠细菌的尿素酶作用下分解成铵离子，铵离子通过钠氢逆向转运蛋白被重吸收，铵离子和钠离子交换，整个过程获得大量铵离子及氯离子，导致细胞外液大量氢离子堆积，同时启动钠－钾泵，但钠离子在细胞内外变化不大，钠－钾泵的运动受氢－钾泵运动影响有限，钾离子外流要明显多于钠－钾泵的钾离子内流，故引起细胞外高钾。肠瘘合并严重感染造成乳酸积聚也可导致代谢性酸中毒，从而引起高钾血症。

高钾血症是透析患者常见的合并症之一，主要与饮食控制不当，摄入过多的含钾高的水果及蔬菜，口服或静脉补钾过多有关。本例患者在发现高钾血症后首先对摄入的高钾食物及药物进行逐一排查，停用了 ARB 类药物，禁食含钾高的水果及蔬菜，同时增加透析频次，透析间期辅以聚苯乙烯磺酸钙口服降钾，但透析前血钾仍在6.0 mmol/L 以上，最高达到7.53 mmol/L，最终考虑可能与肠

笔记

瘘引起的高钾血症有关。该例患者行结肠回纳术后血钾恢复正常，透析次数也由每周 4 ~5 次改回每周 3 次。对于血透患者的顽固性高钾血症，文献报道可用无钾血液透析联合常规血液透析治疗的方案进行透析，但针对病因的治疗才是最根本有效的手段。本例患者在控制感染的基础上，积极纠正水电酸碱平衡紊乱，严格控制高钾饮食，给予适当的营养支持后择期进行了回肠回纳术，血钾很快降至正常水平。

病例点评

肠瘘患者由于碳酸氢盐丢失过多及因肠瘘合并感染，体内产生过量的固定酸，容易发生代谢性酸中毒而致高钾血症。肠瘘患者合并有肾功能衰竭时，钾排泄障碍，更易出现高钾血症，而患者往往无明显的临床症状，应引起临床医师的高度重视。

（张晶　张承英）

037 胰肾联合移植术后胰腺供体脾静脉血栓形成 1 例

病历摘要

患者，女，53 岁。发现血糖增高 27 年余，肌酐增高 10 余年。

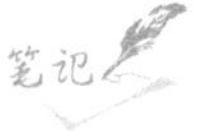

患者27年前因妊娠期间发现血糖增高，确诊为1型糖尿病，此后行胰岛素皮下注射治疗。10余年前患者因头痛、乏力，纳差发现肌酐增高至160 μmol/L，血压160/100 mmHg。诊断：糖尿病肾病；慢性肾功能不全；肾性高血压。2014年肌酐明显增高，增高至520 μmol/L，行动静脉瘘术，术后开始规律透析，3次/周。2016年11月16日在我院行胰肾联合移植术。手术取右侧经腹直肌切口，逐层切开皮肤进入腹腔，切除阑尾，沿髂外动脉切开右侧髂窝区后腹膜，显露髂外动脉、静脉，安置好Walterbrook拉钩。游离后移植肾置于腹腔内，（后台已经将供者髂外动脉、髂内动脉及髂总动脉Y型血管桥与左侧供肾动脉吻合，其中髂内动脉与肾动脉端端吻合），将肾静脉与受者髂外静脉端侧吻合，将其血管桥的髂总动脉端与受者髂外动脉行端侧吻合。吻合完毕后开放血流，供肾颜色红润，迅速有尿液排出。肾脏置入腹膜外间隙中，供肾输尿管沿此间隙牵引至膀胱前壁，与受者膀胱前壁端侧吻合，留置双J形输尿管支架管，膀胱黏膜对输尿管黏膜，吻合后肌层包埋。另于腹膜后纵向切开下腔静脉前的后腹膜，显露下腔静脉前壁。将移植胰腺于后台修剪完毕，门静脉、肠系膜上动静脉末端结扎。胃十二指肠近心端与肝总动脉远心端行端端吻合。十二指肠胰头段远近侧均以GIA80 3. 8 mm切割闭合器封闭，可吸收线浆膜层连续缝合包埋两侧残端。将胰腺置入腹腔，胰头向上，门静脉近心端与下腔静脉前壁吻合，供体腹主动脉的腹腔干/肠系膜上动脉襻，与受者肾脏延长的髂血管髂外动脉进行端端吻合。完毕后开放血流，仔细止血。胰腺色泽红润，软硬适中。十二指肠对系膜缘切开5 cm，与受者回盲部近端50 cm处回肠行侧侧吻合。关闭腹腔结束手术。术中特殊用药：即复宁粉针75 mg，甲强龙1000 mg。手术后尿量200 mL/h，血糖未用胰岛素情况下恢复正常。术后第2天超声检查提示移植胰腺

笔记

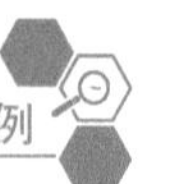

脾静脉部分血栓形成，动脉阻力指数升高。血及腹腔引流液淀粉酶未见异常升高。随即术后 48 小时再次剖腹探查，打开移植胰腺肠系膜下静脉从脾静脉内取出形成的新鲜血栓。术中摆放胰腺位置，调整门静脉汇入下腔静脉的角度，直至超声提示血流满意为止。关闭腹腔，返回病房。术后复查超声，门静脉血流通畅，动脉阻力指数恢复正常。患者恢复顺利出院。规律随访，胰腺及肾脏功能正常，血糖正常范围，未用胰岛素治疗。

病例分析

胰肾联合移植是治疗糖尿病肾病尿毒症期或尿毒症合并严重糖尿病的重要方法。对于 1 型糖尿病，尤其是出现多种并发症、反复发作低血糖的脆性糖尿病，伴有肾功能衰竭尿毒症的患者，已经成为标准治疗方法。

胰肾联合移植手术较复杂，难度高，术后并发症发生率较单纯肾移植高。尤其是血栓并发症发生率较高，并影响预后。胰腺回流是依靠脾静脉回流胰腺体尾部血液，肠系膜上静脉、门静脉回流胰头部血流。在正常人当中，脾静脉系统主要是回流脾脏血流，流量大、管径粗。移植胰腺没有脾脏血回流，较宽的静脉系统仅回流胰腺，而胰腺是低血流量器官，回流血量远小于脾脏，因此术后静脉系统流速很低，容易导致血栓形成。因此，静脉血栓需要积极处理。本例患者经过手术探查取栓，恢复血流通畅性，处理成功。

病例点评

胰肾联合移植是难度较大的手术，手术方式不同的中心也有区

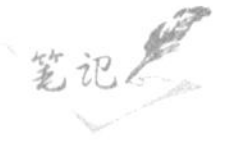

别。多数中心采用胰腺和肾脏分置于双侧髂血管的方法，静脉回流有体循环回流和门静脉系统回流两种，外分泌引流方式有膀胱引流和肠道引流两种。本例手术采用供体“Y”型血管襻，将胰腺和肾脏同时置于右侧髂血管，保留左侧髂血管完整性，简化手术。门静脉与下腔静脉吻合，采用体循环回流。此手术方法操作简单，但胰腺位于吻合口上方，容易因重力作用出现吻合口受压，静脉回流障碍。需要注意胰腺摆放位置和门静脉长度，避免扭曲、受压，造成流出道梗阻。总之，此术式具有一定的创新性，临床应用效果良好。

胰腺移植物静脉血栓形成，因胰腺静脉系统回流障碍，容易迅速进展为静脉全程广泛血栓，短时间内病情发生很大变化。因此，术后密切监测并及时处理，对于胰腺的挽救至关重要。此例手术，术后监测处理及时，在胰酶变化、胰腺功能障碍之前解除梗阻，是一例成功的治疗，具有借鉴意义。

（关兆杰）

038 肾移植术后肾动脉狭窄介入治疗1例

病历摘要

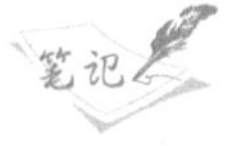

患者，男，26 岁。因“慢性肾功能不全，尿毒症期”入院。

3个月前出现胸闷伴恶心、呕吐，无畏寒、发热，无血尿，无尿频、尿急、尿痛，无夜尿次数增加，尿量约1000 mL/d。化验血肌酐升高至1200 μmol/L。血压150/100 mmHg。行血液透析治疗，每周3次。血液透析后患者症状缓解。患者为行肾移植术入院，入院诊断：慢性肾功能不全，尿毒症期，肾性高血压。入院后完善术前检查，无手术禁忌，遂行同种异体肾移植手术。手术选择右侧髂外动脉及静脉与移植肾动静脉分别吻合。移植肾动静脉各一支，一次吻合成功。移植肾输尿管与患者膀胱吻合，植入输尿管支撑管。免疫诱导采用巴利西单抗20 mg，术中和术后第4天各1次。

术后给予常规免疫抑制治疗，普乐可复+吗替麦考酚酯胶囊+激素口服治疗。术后早期每日尿量约5000 mL。血肌酐逐渐下降。术后12天血肌酐下降至223 μmol/L，FK506 7.1 ng/L。后血肌酐逐渐升高。移植肾超声提示移植肾动脉流速低，肾动脉阻力低于正常。移植肾静脉流速快。术后29天化验检查回报：Cr 759 μmol/L，电解质基本正常。淋巴细胞亚群提示患者免疫处于低水平状态。移植肾超声检查提示移植肾动脉、肾静脉受压，血流速快。术后第40天，全麻下行移植肾探查手术。手术中完全松解粘连移植肾，充分游离移植肾动脉及静脉。术中见移植肾动脉及静脉吻合口上相互粘连，血流受限。松解粘连后血流较前明显好转，手术中超声检查移植肾血流基本正常。术后58天化验检查回报：Cr 224 μmol/L，电解质基本正常，FK506 7.9 ng/L，患者出院。

术后87天复查血Cr高达867 μmol/L，移植肾超声检查提示移植肾动脉狭窄，再次入院治疗。考虑行介入治疗，扩张移植肾动脉狭窄处，必要时植入移植肾动脉支架。术后第88天，行移植肾动脉介入治疗，造影检查可见移植肾动脉吻合口上明显狭窄，大于80%。植入普通动脉支架，再行造影检查可见移植肾动脉狭窄完全

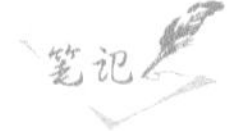

缓解（图49、图50）。术毕安返病房，继续抗排异治疗。口服氯吡格雷抗凝治疗。术后95天，化验回报：Cr 179 μmol/L，FK506 5.4 ng/L。患者病情好转出院。

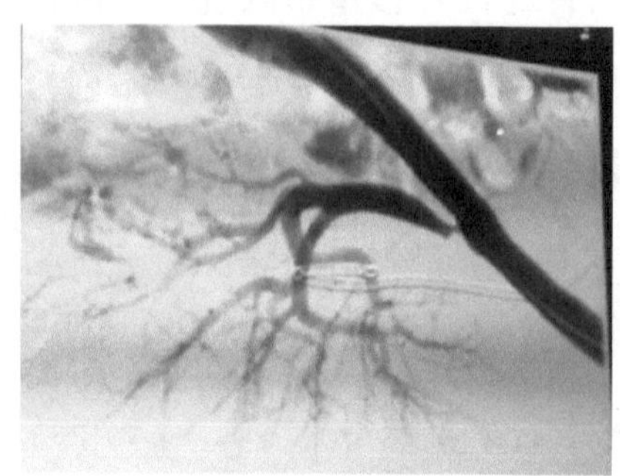

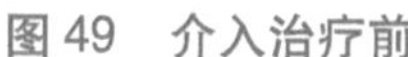

图49　介入治疗前

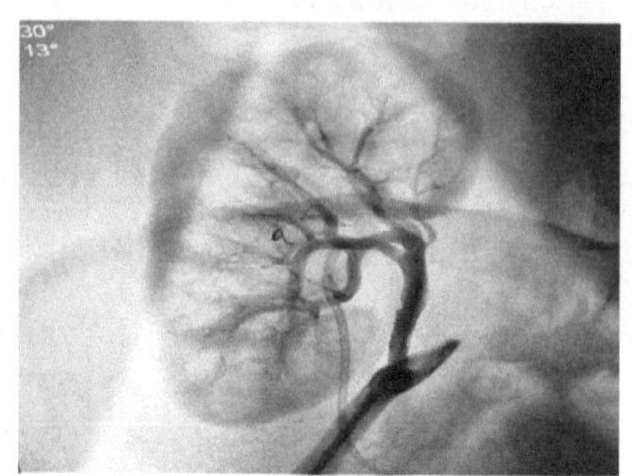

图50　动脉支架植入术后

病例分析

良好的移植肾血流是移植肾功能恢复的基础。未及时发现血流异常，错过最佳治疗时机可能导致移植肾功能永久损伤，甚至移植肾失功。移植肾动脉狭窄是一种常见的临床并发症，早期文献报道最高达23%，近期报道为2.5%～4%，这与手术方法的改进有关，现在多采用移植肾动脉－髂外动脉端侧吻合的方式，优于既往移植肾动脉与髂内动脉端端吻合法，这明显减少了动脉狭窄的发生率。

本例患者手术后早期移植肾血流正常，肾功能恢复良好，每日尿量稳定。手术后12天移植肾肌酐开始升高，移植肾超声检查提示移植肾血流减少，超声检查提示呈渐进性加重。主要表现是移植肾静脉流速快，随后出现移植肾动脉流速快，移植肾动脉阻力降低，导致移植肾血流灌注下降。手术探查可见移植肾动脉及静脉相互粘连明显，血流明显减少。松解粘连后血流基本恢复正常。考虑

笔记

移植肾血管受压，由组织粘连引起，不除外和患者体质相关。组织渗出液蛋白质含量高，较早形成组织粘连。松解手术后患者血肌酐明显下降。术后2月余患者血肌酐逐渐升高，复查移植肾超声提示移植肾血流受阻，与首次病变基本相同。手术后3个月，决定实施介入治疗。拟植入移植肾动脉支架，恢复移植肾血流。介入治疗过程顺利，术后患者移植肾血流恢复正常。血肌酐明显下降，接近正常。考虑患者移植肾动脉下降仍由粘连引起。介入治疗完全解决了移植肾动脉狭窄问题，避免了二次手术。

病例点评

该例患者病情特殊，临床工作中较少见。移植肾血管受压出现在术后约2周，呈进行性加重。考虑局部组织粘连是重要原因，仍不能除外其他原因。如手术中移植肾动静脉长度的选择，血管太长可能导致移植肾血管迂曲。过短可能导致移植肾血管张力大。还有移植肾放置位置的选择同样会影响移植肾血流，如水平放置、垂直放置、肾门朝向等。

该患者第一次选择手术处理移植肾血管受压问题。术后早期恢复良好。再次出现移植肾血流进行性恶化。选择介入治疗避免了手术后再次粘连的问题，减轻了手术创伤。虽然需要手术后服用抗凝药物，但患者受益仍旧大于手术治疗。术后患者肾功能恢复迅速，介入植入动脉内支架可以有效解决移植肾动脉狭窄问题，且创伤小，恢复快。

（杨力　刘航）

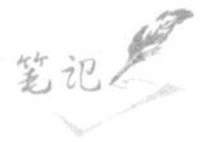

039 肾移植术后尿漏 1 例

病历摘要

患者，男，37 岁。既往慢性肾功能不全 10 余年，无其他特殊病史，无家族病史。于 2017 年 1 月 13 日急行“同种异体肾移植术”，术中于膀胱右顶壁切开膀胱，将供肾输尿管与患者膀胱行包埋式缝合，输尿管内留置输尿管支架。术后移植肾肾功能恢复良好，2017 年1 月23 日拔出输尿管支架，于2017 年1 月24 日顺利出院。2017 年1 月 27 日因“尿频、尿痛 1 天”再次入院，次日患者自觉腹胀、腹痛，停止排气、排便、伴尿量明显减少。查体：腹膨隆，移动性浊音阳性，双下肢无明显水肿。复查血肌酐增高至 245 μmol/L，隔日复查增高至 771 μmol/L。超声示移植肾肾盂轻度积水。腹部 CT：腹膜增厚，腹腔内脂肪间隙模糊，考虑炎性病变，腹水；考虑肠梗阻，请结合临床；“肾移植术后”改变（图 51）。因腹水量大予行腹腔穿刺引流后 24 小时引流液约 2300 mL，检查化验引流液肌酐值为 956 μmol/L，考虑为肾移植术后尿漏、麻痹性肠梗阻，行膀胱造影检查明确诊断（图 52）。予留置移植肾输尿管支架，保留导尿膀胱减压（图 53），并禁食水、胃肠减压、灌肠、抗炎、营养支持等治疗后病情好转，移植肾肾功恢复正常，顺利拔出穿刺引流管出院。

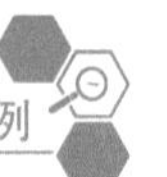

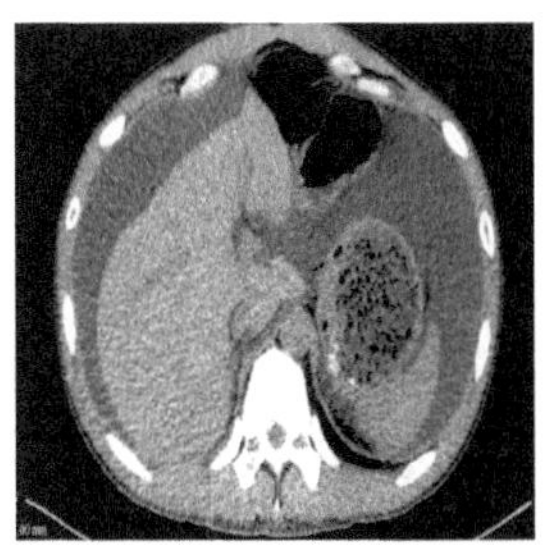
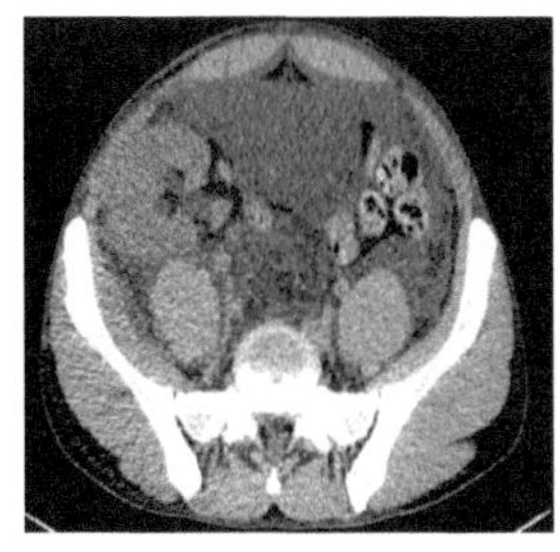
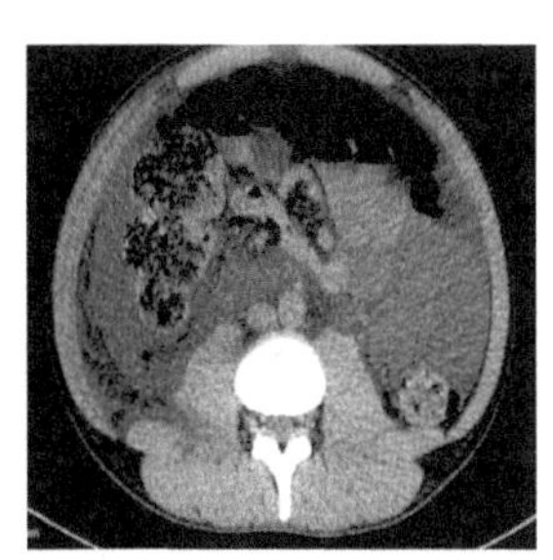

图 51　腹部 CT：大量积液

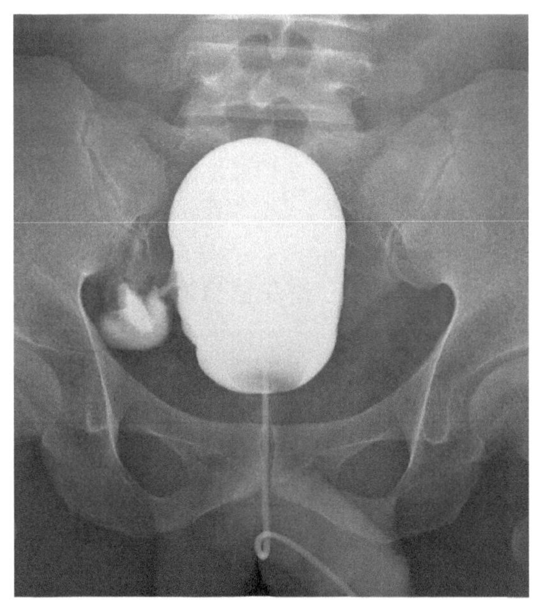

图 52　膀胱造影示膀胱右侧有造影剂溢出

病例分析

尿漏是肾移植术后主要的尿路并发症，处理不当可致严重感染、移植物丢失等可能。

（1）病因及预防措施

肾移植手术各个环节都可能导致尿漏，针对性预防是关键。首

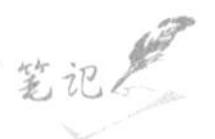

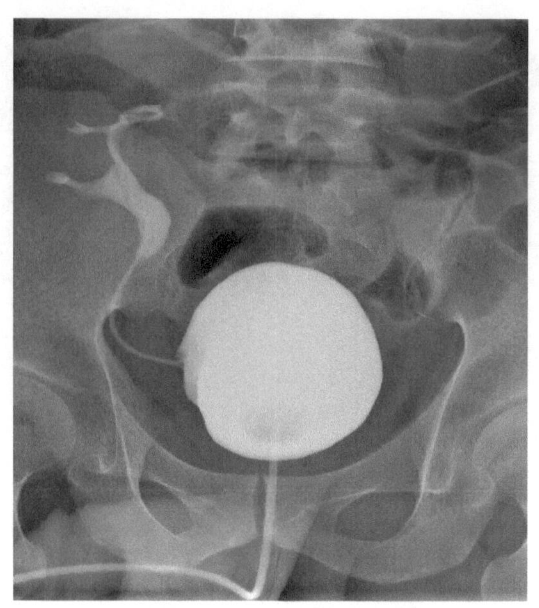

图 53 膀胱造影示尿漏部位已愈合

先，供肾获取或修整过程中，避免修肾时肾门组织修剪过多及将输尿管外膜撕脱或输尿管周围组织保留过少等。输尿管过长时远端输尿管会缺血坏死，输尿管剪裁过短，吻合时张力过大，均可导致尿漏发生。要特别注意保护输尿管血供，根据术中情况把握好输尿管留取长度，减少术后输尿管壁坏死的并发症。其次，尿毒症患者的膀胱因长期无尿，膀胱黏膜萎缩，肌层薄弱且张力差，部分男性患者伴有前列腺增生，持续透析的患者病程长，长期处于高度营养不良状态，术后贫血及大剂量的皮质激素的应用，导致组织愈合能力较差，均可增加尿漏风险。需根据病情及时调整治疗及个体化管理治疗，防止尿漏。

（2）常见临床表现

尿漏大多出现局部胀痛、肾周积液、少尿及血肌酐升高或持续不降等临床表现。本例表现为少尿、血肌酐升高、腹腔积液及肠麻痹，可能与尿液经薄弱破裂的腹膜进入腹腔有关。若超声发现肾盂

笔记

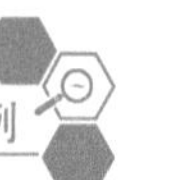

输尿管扩张、肾周及腹腔积液，化验引流液肌酐值较血肌酐值明显升高考虑为尿漏，但早期漏尿量少时患者无明显症状、体征，诊断困难。行膀胱造影检查是早期敏感的诊断方法，穿刺液生化有助于诊断。

（3）治疗

治疗方式的选择有重要意义，不同部位的尿漏可选择不同的治疗策略。因外科吻合技术失误引起的轻微吻合口漏，可首选保守治疗，保守治疗无效时考虑行外科手术。而对输尿管缺血坏死引起的输尿管尿漏应早期选择手术治疗。本例肾移植术后尿漏，膀胱造影证实为轻度移植肾输尿管及膀胱吻合口漏，故再次放置移植肾输尿管支架并留置尿管膀胱减压，病情逐渐好转。

病例点评

尿漏是肾移植术后常见的外科并发症，肾移植术后尿漏的发生率通常为2%~10%，可发生于肾盂、输尿管、膀胱吻合口等部位。取肾、保存、修肾时避免输尿管及其血供损伤，术中严密吻合，缝合膀胱浆肌层部分包埋输尿管，可预防肾移植术后尿漏的发生，肾移植时常规放置输尿管支架可能会降低尿漏发生率。肾移植术后应密切监测尿量变化，如出现尿漏应早确诊、早治疗，避免出现严重感染、移植物丢失等风险。治疗时保证膀胱导尿管引流通畅的同时，应用抗生素防治感染。尿量减少、肌酐升高等表现需与移植术后其他常见并发症鉴别，如移植后排斥反应、输尿管梗阻、缺血再灌注损伤等，完善相关检查明确病因对症治疗。

（刘杰　王建立）

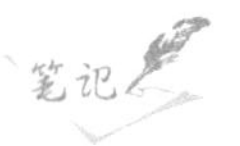

040 肾移植术后 BK 病毒感染 1 例

病历摘要

患者，女，40 岁。2016 年 12 月 22 日主因“乏力、纳差伴恶心呕吐 8 月余”就诊我院。主要诊断：尿毒症，肾性高血压，肾性贫血。急行同种异体肾移植术，术后给予口服他克莫司胶囊、麦考酚钠肠溶片、甲泼尼龙片三联免疫抑制剂抗排斥治疗，肾功能逐渐恢复正常顺利出院。术后门诊复查。2017 年 11 月复查发现血肌酐增高，给予调整免疫抑制剂后，复查血肌酐波动在 130 ~ 150 μmol/L。2018 年 3 月至 2018 年 10 月复查发现血肌酐持续缓慢增高至 200 μmol/L。入我院检查血常规：WBC 4.2×10^9/L，N% 80%，PLT 266×10^9/L，HGB 98 g/L。尿常规正常。肝功正常。肾功能：Cr 200 μmol/L，UA 379 μmol/L，K^+ 4.21 mmol/L。淋巴细胞亚群：CD4 169 cells/μl。FK506 5 ng/mL。早期肾损害 α1 - MG 28.7 mg/L、U - RBP 6.91 mg/L。多瘤病毒：尿 1 853 000 千 IU/mL、血：4.7 千 IU/mL。CMV - DNA、病毒全项未见明显异常。行移植肾穿刺活检术，术后病理回报：移植肾 BK 病毒性早期肾病 B 期（图 54）。考虑为多瘤病毒感染。抗排异药物调整为环孢素、咪唑立宾，加用肾康、前列地尔，保肾、调节微循环。近期复查血肌酐及尿 BKV 病毒载量下降，出院随诊。

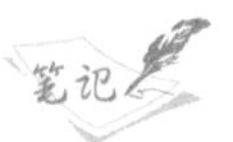

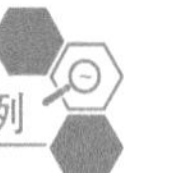

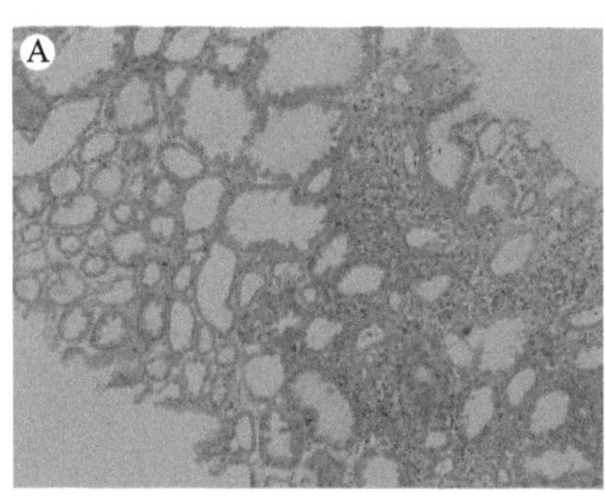

(HE染色×100)

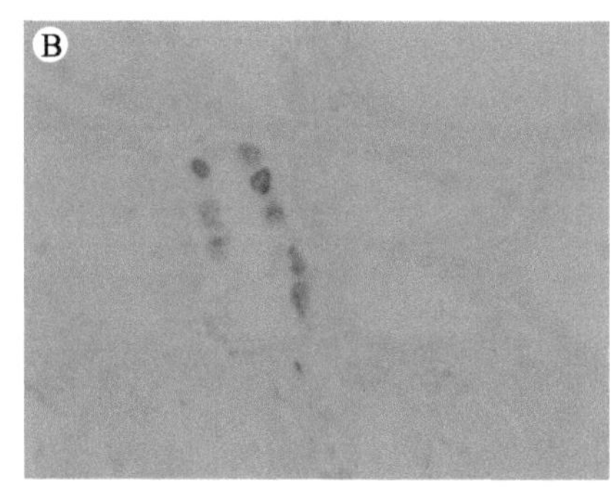

(BK免疫组化染色×200)

图 54　移植肾病理表现：BK 病毒性早期肾病

病例分析

BK 病毒隶属于多瘤病毒种属，1971 年首次发现于肾移植术后发生肾衰竭和输尿管狭窄的受者的尿液及输尿管上皮细胞中，是一种无包膜的双链环状 DNA 病毒。肾移植术后由于免疫抑制剂的广泛应用，人体免疫状况处于低下状态，更易发展为 BK 病毒相关性肾病（BK virus associated nephropathy，BKVAN），导致移植肾功能衰竭或失功。肾移植受者 BK 病毒感染发生率为 5.7%，BKVAN 的发生率为 1% ~10%。肾移植术后 BK 病毒的感染率不断上升，但国人对肾移植术后 BK 病毒感染仍缺乏足够的重视，导致部分 BKVAN 被漏诊、误诊，甚至最终导致移植肾丧失功能。

诊断肾移植术后 BK 病毒感染的要点：①肾移植术后重点筛查人群：爬行肌酐、血肌酐异常，但排斥证据不足，免疫抑制强度过大，服用他克莫司的患者，抗排异治疗后肌酐不降反升，不明原因的肾积水、顽固性血尿；②目前检查主要有尿沉渣细胞学检查、体液 PCR 检测、移植肾穿刺活检术，其病理学特征为肾小管上皮细胞和肾小球上皮细胞核内出现不同表型的嗜碱性 BK 病毒包涵体，

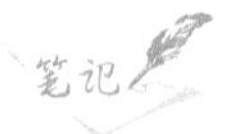

被感染的肾小管上皮细胞向小管腔内脱落，导致基底膜出现裸露斑；③病毒感染的危险因素：过强的免疫抑制剂，急性排斥和抗排斥治疗，BKV 血清学阴性的受体，BKV 血清学阳性的供体。

目前，BKVAN 尚无有效的治疗药物及方法。临床上多采用降低免疫抑制剂的剂量或者更换免疫抑制剂作为首选治疗措施，具有一定的疗效。对于抗病毒治疗，西多福韦被认为可用于治疗 BKVAN，但有研究报道通过比较免疫抑制剂减量联合与不联合西多福韦的疗效，发现对 BK 病毒清除率和移植肾存活率均无明显差别。因此，实时动态监测并及时准确地进行病情评估是预防 BKVAN 发生的重要手段。

病例点评

肾植术后 BK 病毒感染的发病机制尚不明确，目前公认的危险因素包括受体的年龄和性别、过度的免疫抑制剂应用、肾小管上皮细胞损伤、接受血清学阳性的供体及是否合并巨细胞病毒感染。目前发现术前免疫诱导和未接受血液透析是肾移植术后 BK 病毒感染的高危因素。推测免疫诱导过程中导致的过度免疫抑制可能是 BK 病毒感染的易感因素。对于 BK 病毒的治疗，目前仍缺乏公认、规范的治疗手段。文献报道西多福韦和来氟米特抗病毒治疗有效，但疗效尚存争议。在临床上应提倡根据患者的免疫状态个体化用药，平衡免疫抑制剂和病毒感染之间的矛盾，早期预防 BKVAN 的发生，减少因 BKVAN 导致的移植肾功能丧失，提高患者的远期存活率。

（王建立）

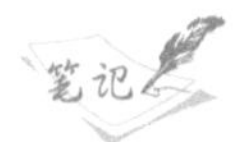

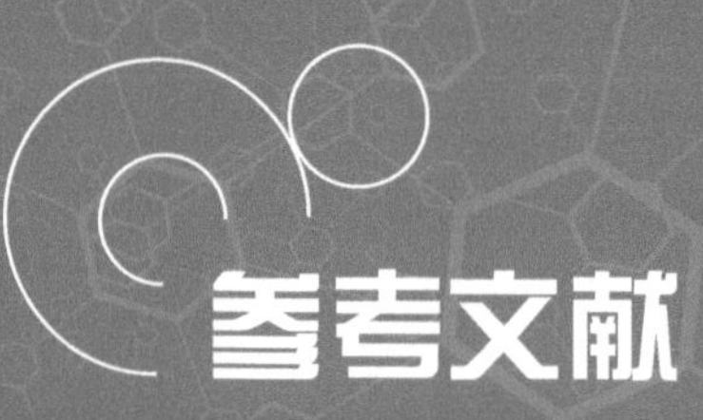

参考文献

1. ABE M, KIMURA M, ARAOKA H, et al. Serum (1, 3) – beta – D – glucan is an inefficientmarker of breakthrough candidemia. Med Mycol, 2014, 52 (8): 835 – 840.

2. 谢剑锋，杨毅. 重症医学科患者念珠菌血症早期诊断的困境与思路. 中华内科杂志，2015，54（5）：456 – 457.

3. 陈佰义. 侵袭性念珠菌病早期经验治疗的临床思维. 中华内科杂志，2014，53（11）：907 – 909.

4. DOUCETTE K E, Al – SAIF M, KNETEMAN N, et al. Donor – derived bacteremia in liver transplant recipients despite antibiotic prophylaxis. Am J Transplant, 2013, 13 (4): 1080 – 1083.

5. 中华医学会器官移植学分会，中国医师协会器官移植医师分会. 中国儿童肝移植临床诊疗指南（2015 版）. 中华移植杂志（电子版），2016，10（1）：2 – 11.

6. 李威，游波，梁娟，等. 儿童肝移植微创时代. 实用器官移植电子杂志，2017，5（1）：34 – 37.

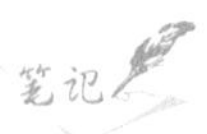

7. 胡红强．腹腔镜下精准肝蒂解剖行肝切除术 52 例分析．人民军医，2015，58（3）：309－310.

8. PATTERSON M C，MENGEL E，WIJBURG F A，et al. Disease and patient characteristics in NP－C patients：findings from an international disease registry. Orphanet J Rare Dis，2013，8：12.

9. LIU Y，LUO Y，XIA L，et al. The Effects of Liver Transplantation in Children With Niemann－Pick Disease Type B. Liver Transpl，2019，25（8）：1233－1240.

10. YAMADA N，INUI A，SANADA Y，et al. Pediatric liver transplantation for neonatal－onset Niemann－Pick disease type C：Japanese multicenter experience. Pediatr Transplant，2019，23（5）：e13462.

11. SCANZI J，GOUTTE M，TEILHET C，et al. When should we consider transplantation in adult patients with sclerosing cholangitis due to multisystem Langerhans' cell sistiocytosis. Dig Liver Dis，2015，47（2）：176－177.

12. TANG Y，ZHANG Z，CHEN M，et al. Severe sclerosing cholangitis after Langerhans cell histiocytosis treated by liver transplantation：An adult case report. Medicine，2017，96（9）：e5994.

13. 潘宜鹏，范宁．肝移植改善肝性脊髓病症状的远期评价．中华器官移植杂志，2015，36（4）：213－216.

14. SUN L，LI J，LAN L L，et al. The effect of fecal microbiota transplantation on Hepatic myelopathy：A case report. Medicin，2019，98（26）：e16430.

15. GOLBUS J R，FARHAT L，FONTANA R J，et al. Rapidly progressive atherosclerosis after domino liver transplantation from a teenage donor with homozygous familial hypercholesterolemia. J Clin Lipidol，2017，11（5）：1284－1288.

16. ASENI P，DE FEO T M，DE CARLIS L，et al. A prospective policy development to increase split－liver transplantation for 2 adult recipients：results of a 12－year multicenter collaborative study. Ann Surg，2014，259（1）：157－165.

17. 庄莉，朱晓璐，朱恒凯，等．ABO 血型不合肝移植治疗 O 型重型肝炎患者的疗效分析．中国器官移植杂志，2017，38（6）：347－352.

18. 周婧，雷联会，田二云，等．双重滤过血浆置换在 ABO 血型不合肝移植中的应用．器官移植，2016，7（4）：283－286.

19. 黄芳，徐剑，张微，等．ABO 血型不合肝移植术前脱敏治疗方案的网状荟萃分析．中国移植杂志（电子版），2018，12（3）：131－138.

20. SONG G W，LEE S G，HWANG S，et al. Successful experiences of ABO－incompatible adult living donor liver transplantation in a single institute：no immunological failure in 10 consecutive cases. Transplant Proc，2013，45（1）：272－275.

21. YADAV D K，HUA Y F，BAI X，et al. ABO－Incompatible Adult Living Donor Liver Transplantation in the Era of Rituximab：A Systematic Review and Meta－Analysis. Gastroenterol Res Pract，2019，8589402.

22. MANCUSO A. Management of portal vein thrombosis in cirrhosis：anupdate. Eur J Gastroenterol Hepatol，2016，28（7）：739－743.

23. CHEN H，TURON F，HERNÁNDEZ－GEA V，et al. Nontumoral portal vein thrombosis in patients awaiting liver transplantation. Liver Transpl，2016，22（3）：352－365.

24. GHABRIL M，AGARWAL S，LACERDA M，et al. Portalveinthrombosis is a risk factor for poor early outcomes after liver transplantation：analysis of risk factors and outcomes for portal vein thrombosis in waitlisted patients. Transplantation，2016，100（1）：126－133.

25. NAZZAL M，SUN Y，OKOYE O，et al. Reno－portal shunt for liver transplant，an alternative inflow for recipients with grade Ⅲ－Ⅳ portal vein thrombosis：tips for a better outcome. Int J Surg Case Rep，2017，41：251－254.

26. MANZIA T M，FAZZOLARI L，MANUELLI M，et al. Liver transplantation in a patient with complete portal vein thrombosis，is there a surgical way out? a case report. Ann Med Surg（Lond），2016，11：5－8.

27. PALOYO S，NISHIDA S，FAN J，et al. Portal vein arterialization using an accessory right hepatic artery in liver transplantation. Liver Transpl，2013，19（7）：

笔记

773 – 775.

28. MARK D, NEUMAN, LEE A, et al. Risk of anesthesia. Miller's Anesthesia Eighth edition, Elsevier, 2015, 1056 – 1084.

29. 中华医学会麻醉学分会 α1 激动剂围术期应用专家组. α1 肾上腺素能受体激动剂围术期应用专家共识（2017 版）. 临床麻醉学杂志, 2017, 33（2）: 186 – 192.

30. THACKER J K, MOUNTFORD W K, ERNST F R, et al. Perioperative fluid utilization variability and association with outcomes: Considerations for enhanced recovery efforts in sample US surgical populations. Ann Surg, 2016, 263（3）: 501 – 510.

31. HILL S J, CLIFTON M S, DERDERIAN S C, et al. Cystic biliary atresia: a wolf in sheep's clothing. Am Surg, 2013, 79（9）: 870 – 872.

32. NAKAMURA K, TANOUE A. Etiology of biliary atresia as a developmental anomaly: reeentadvances. J Hepatobiliary Pancreat Sci, 2013, 20（5）: 459 – 464.

33. CHUNG P H, WONG K K, TAM P K, et al. Predictors for failure after Kasai operation. J Pediatr Surq, 2015, 50（2）: 293 – 296.

34. 孙超, 高伟. 小儿肝移植受者的术前评估. 实用器官移植电子杂志, 2016, 4（3）: 139 – 143.

35. SOYAMA A, TAKATSUKI M, HIDAKA M, et al. Hybrid procedure in living donor liver transplantation. Transplant Proc, 2015, 47（3）: 679 – 682.

36. RAJAS F, LABRUNE P, MITHIEUX G, et al. Glycogen storage diseasetype 1 and diabetes: learning by comparing and contrasting thetwodisorders. Diabetes Metab, 2013, 39（5）: 377 – 387.

37. BAHETI A D, YEH M M, O'MALLEY R, et al. Malignant transformation of hepatic adenoma in glycogen storage disease type – la: Report of an exceptional case diagnosed on surveillance imaging. J Clin Imaging Sci, 2015, 5: 47.

38. BOERSS J, VISSER G, SMIT P G, et al. Liver transplantation inglycogen storage disease type I. Orphanet J Rare Dis, 2014, 9: 47.

39. 杨健, 刘颖. 人体器官互换移植法律问题研究. 医学与哲学, 2013, 34（23）: 32 – 35.

笔记

40. 杨阳，刘宇峰．非商业性的利他与非诱骗强迫性的自主——论非亲属活体器官捐献的伦理向度及道德基础．医学与哲学，2015，36（15）：28－30，66.

41. SONG G W，LEE S G，HWANG S，et al. Biliary stricture is the only concern in ABO－incompatible adult living donor liver transplantation in the rituximab era. J Hepatol，2014，61（3）：575－582.

42. YILMAZ S，AYDIN C，ISIK B，et al. ABO－incompatible liver transplantation in acute and acute－on－chronic liver failure. Hepatogastroenterology，2013，60（125）：1189－1193.

43. EGAWA H，TERAMUKAI S，HAGA H，et al. Impact of rituximab desensitization on blood－type－incompatible adult living donor liver transplantation：a Japanese multicenter study. Am J Transplant，2014，14（1）：102－114.

44. OKSDA N，SANADA Y，HIRATA Y，et al. The impact of rituximab in ABO－incompatible pediatric living donor liver transplantation：the experience of a single center. Pediatr Transplant，2015，19（3）：279－286.

45. MYSORE K R，HIMES R W，RANA A，et al. ABO－incompatible deceased donor pediatric liver transplantation：Novel titer－based management protocol and outcomes. Pediatr Transplant，2018，22（7）：e13263.

46. MAHLER M A，MARCACCIO F，DUMONCEAU J M，et al. Successful Endoscopic Management of Late Biliary Cast Syndrome in a Liver TransplentRecipient：A Case Report. Case Rep Gastroenterol，2017，11（1）：207－211.

47. TIAN H，LIAO Q D，LI N F，et al. Biliary Cast Syndrome：Hepatic Artery Resistance Index，PathologicalChanges，Morphology and Endoscopic Therapy. Chin Med J，2015，128（14）：1910－1915.

48. VOIGTLÄNDER T，NEGM A A，STRASSBURG C P，et al. Biliary cast syndromepost－liver transplantation：risk factors and outcome. Liver Int，2013，33（8）：1287－1292.

49. HORSTER S，BÄUERLEIN F J，MANDEL P，et al. Influence of hepatitis Cvirus infection and high virus serum load on biliary complications inlivertransplantation.

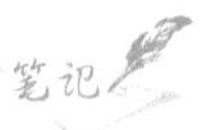

Transpl Infect Dis，2013，15（3）：306－313.

50. HSIEH T H，MEKEEL K L，CROWELL M D，et al. Endoscopic treatment of anastomotic biliary strictures after living donor liver transplantation：outcomes after maximal stent therapy. Gastrointest Endosc，2013，77（1）：47－54.

51. NASR J Y，SLIVKA A. Endoscopic approach to the post liver transplant patient. Gastrointest Endosc Clin N Am，2013，23（2）：473－481.

52. KAO D，ZEPEDA－GOMEZ S，TANDON P，et al. Managing the post－liver transplantation anastomotic biliary stricture：multiple plastic versus metal stents：a systematic review. Gastrointest Endosc，2013，77（5）：679－691.

53. COELHO J C U，LEITE L O，MOLENA A，et al. Biliary complications after liver transplantation. Arq Bras Cir Dig，2017，30（2）：127－131.

54. 解恩博，轩凤慧，孙晓东，等．肝移植术后早期并发症的危险因素分析．临床肝胆病杂志，2018，34（6）：1282－1288.

55. KOKSAL A S，EMINLER A T，PARLAK E，et al. Management of biliary anastomotic strictures after liver transplantation. Transplant Rev（Orlando），2017，31（3）：207－217.

56. 徐惠，任秀昀，岳扬，等．普通彩色多普勒血流显像技术在小儿肝移植术后早期肝动脉栓塞中的诊断价值．器官移植，2014，（5）：304－307.

57. 刘敏，罗庆，迭小红，等．儿童心脏死亡器官捐献供肝肝移植术后肝动脉并发症的诊治体会．中华小儿外科杂志，2015，36（4）：282－285.

58. MOURAD M M，LIOSSIS C，GUNSON B K，et al. Etiology and management of hepatic artery thrombosis after adult liver transplantation. Liver Transpl，2014，20（6）：713－723.

59. PIARDI T，LHUAIRE M，BRUNO O，et al. Vascular complications following liver transplantation：Aliterature review of advances in 2015. World J Hepatol. 2016，8（1）：36－57.

60. MURATA Y，MIZUNO S，KATO H，et al. Technical feasibility and clinical outcomes of intiventional endovascular treatment for hepatic artery thrombosis after living－

笔记

donor liver transplantation. Transplant Proc, 2016, 48 (4): 1142 - 1148.

61. DOKMAK S, AUSSILHOU B, BELGHITI J. Liver transplantation and splenic artery steal syndrome: the diagnosis should be established preoperatively. Liver Transpl, 2013, 19 (6): 667 - 668.

62. GARCFA - CFIADO A, GILABERT R, BIANCHI L, et al. Impact of contrast - enhanced ultrasound in the study of hepatic artery hypoperfusionshortly after liver transplantation: contribution to the diagnosis ofartery steal syndrome. Eur Radiol, 2015, 25 (1): 196 - 202.

63. KALIL A C, METERSKY M L, KLOMPAS M, et al. Executive summary: Management of adults with hospital - acquired and ventilator - associated pneumonia: 2016 clinical practice guidelines by the infectious diseases society of America and the American thoracic society. Clinical Infectious Diseases, 2016, 63 (5): 575 - 582.

64. 中华医学会呼吸病学分会感染学组. 中国成人医院获得性肺炎与呼吸机相关性肺炎诊断和治疗指南（2018 年版）. 中华结核与呼吸杂志, 2018, 41 (4): 255 - 280.

65. 张铖, 钱叶勇, 石炳毅, 等. 实体器官移植术后结核病的研究进展—2013 年美国移植协会感染病学组实体器官移植结核病诊疗指南剖析. 器官移植, 2015, 6 (1): 64 - 67.

66. SUN H Y. Treating tuberculosis in solid organ transplant recipients. Curr Opin Infect Dis, 2014, 27 (6): 501 - 505.

67. VUKOTIC R, VITALE G, D'ERRICO - GRIGIONI A, et al. Denovoautoimmune hepatitis in liver transplant: State - of - the - artreview. World J Gastroenterol, 2016, 22 (10): 2906 - 2914.

68. TANAKA T, SUGAWARA Y, KOKUDO N. Liver transplantation and autoimmune hepatitis. Intractable Rare Dis Res, 2015, 4 (1): 33 - 38.

69. 罗碧芬, 魏来. 肝移植后新发自身免疫性肝炎. 中华肝脏病杂志, 2016, 24 (2): 147 - 151.

70. LEISE M, CARDENAS A. Hyponatremia in Cirrhosis: Implications for Liver

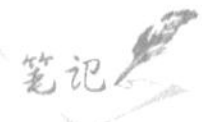

Transplantation. Liver Transpl, 2018, 24 (11): 1612 – 1621.

71. SINGH T D, FUGATE J E, RABINSTEIN A A. Central pontine and extrapontine myelinolysis: a systematic review. Eur J Neurol, 2014, 21 (12): 1443 – 1450.

72. CRISMALE J F, MELIAMBRO K A, DEMARIA S Jr, et al. Prevention of the osmotic demyelination syndrome after liver transplantation: Amultidisciplinaryperspective. Am J Transplant, 2017, 17 (10): 2537 – 2545.

73. 叶欣，金涛，陈日坚，等．渗透性脱髓鞘综合征 12 例临床分析．广东医学，2016，37（增刊）：108 – 110.

74. ZAOUTER C, OSES P, LABROUSSE L, et al. Redueed length of hospital stay for mini – invasive aortic valve replacements after implementation of an enhanced recovery after surgery pathway: preliminary results. Clin Nutr ESPEN, 2016, 12: e37 – e38.

75. DUMESTRE D O, WEBB C E, TEMPLE – OBERLE C. Improvedrecovery experience achieved for women undergoing implant – based breast reconstruction using an enhanced recovery after surgery model. Plast Reconstr Surg, 2017, 139 (3): 550 – 559.

76. SHAFAGHATI L, RAZAGHI – MOGHADAM Z, MOHAMMADNEJAD J. A systems biology approach to understanding alcoholic liver disease molecular mechanism: the development of static and dynamic models. Bull Math Biol, 2017, 79 (11): 2450 – 2473.

77. ENOCH D A, YANG H, ALIYU S H, et al. The Changing Epidemiology of invasive Fungal infections. Methods Mol Biol, 2017, 1508: 17 – 65.

78. GAVALDÀ J, MEIJE Y, FORTÚN J, et al. Invasive fungal infections in solid organ transplant recipients. Clin Microbiol Infect, 2014, 7: 27 – 48.

79. 中华医学会器官移植学分会，中国医师协会器官移植医师分会．中国实体器官移植受者侵袭性真菌病临床诊治指南（2016 年版）．中华器官移植杂志，2016，37（5）：300 – 305.

80. ZARAGOZA R, AGUADO J M, FERRER R, et al. EPICO 3.0. Antifungal prophylaxis in solid organ transplant recipients. Rev Iberoam Micol, 2016, 33 (4): 187 – 195.

81. 曾韫璟，张曦．美国感染病学会 2008 曲霉菌病诊治指南解读．中国循证医学

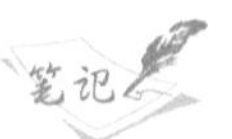

杂志，2015，15（7）：767－771.

82. 翟冰，李艳，刘明娟，等．泊沙康唑预防与治疗血液病患者侵袭性真菌病的应用研究．中华医院感染学杂志，2016，26（1）：34－36.

83. ROSTVED A A，SASSI M，KURTZHALS J A，et al. Outbreak of pneumocystis pneumonia in renal and liver transplant patients caused by genotypically distinct strains of pneumocystis jirovecii. Transplantation，2013，96（9）：834－842.

84. 何小清，沈银忠．肺孢子菌肺炎诊治的研究进展．中国真菌学杂志，2018，13（4）：247－251.

85. 胡水秀，黄葵，蓝争，等．ICU 非 HIV 患者肺孢子菌定植情况分析．新发传染病电子杂志，2018，3（3）：167－170，174.

86. 何海清，张勇，谭泽思，等．1 例皮肤巴西奴卡菌感染报道并文献复习．国际医药卫生导报，2017，23（19）：3073－3075.

87. 夏玉超，杨萱，班立芳，等．10 例奴卡菌感染病例的临床特点及治疗．中国感染控制杂志，2017，16（5）：453－457.

88. GUO Y Y，WEN X X，MA C L，et al. Nocardiosis with special skin manifestations：a case report with literature reviews. Chinese Journal of Mycology，2018，13（5）：283－286.

89. BADDOUR L M，WILSON W R，BAYER A S，et al. Infective endocarditis in adults：diagnosis，antimicrobialtherapy，andmanagement of complications：a scientific statement for healthcare professionals from the American Heart Association. Circulation，2015，132（15）：1435－1486.

90. 中华医学会心血管病分会，中华心血管病杂志编辑委员会．成人感染性心内膜炎预防、诊断和治疗专家共识．中华心血管病杂志，2014，42（10）：806－816.

91. DE'ANGELIS N，ESPOSITO F，MEMEO R，et al. Emergency abdominal surgery after solid organ transplantation：asystematic review. World J Emerg Surg，2016，11（1）：43.

92. ORTIZ－BRIZUELA E，QUIROZ－COMPEÁN A，VILATOBÁ－CHAPA M，et al. Acute appendicitis after kidney transplantation：experience at a tertiary care hospital

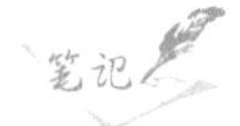

in mexico city. Exp Clin Transplant, 2018, 16 (2): 156 - 159.

93. 何建苗，邱啸臣，李永帅，等. 16 例肾移植术后急性阑尾炎治疗效果研究. 大连医科大学学报，2017，39（6）：540－543.

94. 林鹭，郁胜强. 髓质海绵肾的新认识. 中国全科医学，2015，(18)：2213－2216.

95. 谭伟，刘俊. 无钾血液透析联合常规血液透析治疗透析前顽固性高钾患者临床观察. 国际泌尿系统杂志，2015，35（5）：730－732.

96. HARBELL J W, MORGAN T, FELDSTEIN V A, et al. Splenic vein thrombosis following pancreas transplantation: identification of factors that support conservative management. Am J Transplant, 2017, 17 (11): 2955 - 2962.

97. HAN K, KO H K, TSAUO J, et al. Endovascular management for the treatment of pancreas transplant venous thrombosis: A single - center experience. J VascIntervRadiol, 2016, 27 (6): 882 - 888.

98. O'MALLEY R B, MOSHIRI M, OSMAN S, et al. Imaging of pancreas transplantation and its complications. Radiol Clin North Am, 2016, 54 (2): 251 - 266.

99. MOIZ A, JAVED T, BOHORQUEZ H, et al. Role of special coagulation studies for preoperative screening of thrombotic complications in simultaneous pancreas - kidney transplantation. Ochsner J, 2015, 15 (3): 272 - 276.

100. CHOI B H, LEE H Y, PARK Y M, et al. Formation of collateral veins in a graft pancreas after a simultaneous pancreas and kidney transplantation: A case report. Transplant Proc, 2015, 47 (7): 2270 - 2273.

101. HÄLG C, GOESSMANN H, LOSS M, et al. Combined percutaneous thrombectomy in acute transplant venous thrombosis after en bloc pancreas transplantation into the right - sided pelvis. Rofo, 2015, 187 (10): 940 - 941.

102. KIM S M, YOUN W Y, KIM D J, et al. Simultaneous pancreas - kidney transplantation: lessons learned from the initial experience of a single center in Korea. Ann Surg Treat Res, 2015, 88 (1): 41 - 47.

103. ROGERS J, FARNEY A C, ORLANDO G, et al. A single center 11 year experience with 202 pancreas transplants in the new millennium: evolvingtrends. Clin

笔记

Transpl, 2015, 31: 121 - 138.

104. CORNEJO - CARRASCO C E, FERNÁNDEZ - CRUZ L. Re - operation in pancreas transplantation. Transplant Proc, 2014, 46 (9): 3050 - 3053.

105. GRABOWSKA - DERLATKA L, GROCHOWIECKI T, PACHO R, et al. Role of 16 - multidetector computerized tomography in evaluation of graft failure risk in patients with pancreatic graft thrombosis after simultaneous pancreas and kidney transplantation. Transplant Proc, 2014, 46 (8): 2822 - 2824.

106. LAFTAVI M R, PANKEWYCZ O, KOHLI R, et al. Short and long - term outcomes of systemic drainage to IVC: a new technique for pancreas transplantation. Transplant Proc, 2014, 46 (6): 1900 - 1904.

107. VINCENT M, MORLA O, BRANCHEREAU J, et al. Multi detector computed tomography (MDCT) for the diagnosis of early complications after pancreas transplantation. Abdom Imaging, 2014, 39 (6): 1186 - 1192.

108. MATSUMOTO I, SHINZEKI M, ASARI S, et al. Functioning pancreas graft with thromboses of splenic and superior mesenteric arteries after simultaneous pancreas - kidney transplantation: a case report. Transplant Proc, 2014, 46 (3): 989 - 991.

109. RENNERT J, FARKAS S, GEORGIEVA M, et al. Identification of early complications following pancreas and renal transplantation using contrast enhanced ultrasound (CEUS) - first results. Clin Hemorheol Microcirc, 2014, 58 (2): 343 - 352.

110. 宋文利，郑建明，莫春柏，等. 胃十二指肠动脉重建在胰肾联合移植中的应用研究. 中国中西医结合急救杂志，2015，(4)：424 - 425.

111. 金鹏，谢晋良，顿金庚，等. 膀胱肌瓣输尿管成型术治疗肾移植术后输尿管尿瘘及狭窄. 中南大学学报（医学版），2017，42（1）：78 - 82.

112. BERLI J U, MONTGOMERY J R, SEGEV D L, et al. Surgical management of early and late ureteral complications after renal transplantation: techniques and outcomes. Clin Transplant, 2015, 29 (1): 26 - 33.

113. LIU L, MA L L, ZHAO L, et al. Ureteral stricture following renaltransplantation: risk factors and surgical management. Beijing Da Xue Xue Bao Yi Xue Ban, 2014, 46

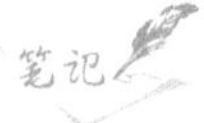

(4)：548 – 551.

114. VIGIL D，KONSTANTINOV N K，BARRY M，et al. BK nephropathy in the native kidneys of patients with organ transplants：Clinical spectrum of BK infection. World J Transplant，2016，6 (3)：472 – 504.

115. HIRSCH H H，YAKHONTOVA K，LU M，et al. BK Polyomavirus Replication in Renal Tubular Epithelial Cells Is Inhibited by Sirolimus，but Activated by Tacrolimus Through a Pathway Involving FKBP – 12. Am J Transplant，2016，16 (3)：821 – 832.

116. El ANSARY M，ABD ELHAMID S，SAADI G，et al. Prevalence of polyoma BK virus infection among living – donor renal transplant recipients. Transpl Infect Dis，2016，18 (4)：529 – 537.

专业名词中英文对照表

（按中文全称拼音字母排序）

中文全称	英文全称	缩略语
1,3-β-D 葡聚糖检测	1,3-β-D glucan detection	G 试验
Ⅰa 型糖原累积症	glycogen storage disease Ⅰa	GSD Ⅰa
C 反应蛋白	C-reactve protein	CRP
β2 微球蛋白	β2-microglobulin	β2-MG
白蛋白	albumin	ALB
白细胞	white blood cell	WBC
半乳甘露聚糖	galactomannan	GM 试验
标准碳酸氢根	standard bicarbonate	SB
丙氨酸转氨酶	alanine aminotransferase	ALT
纯合子家族性高胆固醇血症	homozygous familial hypercholesterolemia	HFH
磁共振成像	magnetic resonance imaging	MRI
磁共振胰胆管造影	magneticresonance cholangio pancreatography	MRCP
胆道闭锁	biliary atresia	BA
胆道铸型综合征	biliary cast syndrome	BCS
胆固醇	cholesterol	CH
胆碱酯酶	cholinesterase	CHE
低密度脂蛋白受体	low density lipoprotein receptor	LDL-R
电子计算机断层扫描	computed tomography	CT
动脉二氧化碳分压	partial pressure of carbon dioxide	PCO_2
动脉氧分压	partia pressure of oxygen	PO_2
多器官功能障碍综合征	multiple organ dysfunction syndrome	MODS
肺孢子菌肺炎	pneumocystis pneumonia	PCP

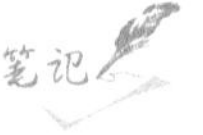

（续）

中文全称	英文全称	缩略语
枫糖尿症	maple syrup urine disease	MSUD
复方磺胺甲噁唑	compound sulfamethoxazole	SMZco
钙调磷酸酶抑制剂	calcineurin inhibitor	CNI
甘油三酯	triglyceride	TG
肝动脉峰值流速	peak flow velocity	PSV
肝动脉栓塞	hepatic artery thrombosis	HAT
肝门肠吻合术	kasai procedure	KASAI
肝性脊髓病	hepatic myelopathy	HM
感染性心内膜炎	infective endocantitis	IE
供体器官保存液	the university of wisconsin solution	UW
谷氨酰转肽酶	glutamyl transpeptidase	GGT
骨髓增生异常综合征	myelodysplastic syndromes	MDS
冠状动脉 CT 血管造影	computed tomography angiography	CTA
国际标准化比值	international normalized ratio	INR
横纹肌溶解症	rhabdomyolysis	RM
红细胞沉降率	erythrocyte sedimentation rate	ESR
呼吸频率	breath rate	R
活体肝移植	donor Liver Transplantation	DLT
肌酐	creatinine	Cr
肌红蛋白	myoglobin	MYO
甲胎蛋白	alpha fetoprotein	AFP
间接胆红素	indirect bilirubin	IBIL
碱剩余	base excess	BE
碱性磷酸酶	alkaline phosphatase	ALP
降钙素原	procalcitonin	PCT
结核感染特异性 T 细胞检测	T－SPOT. TB assay	TB－SPOT
结核菌素皮肤试验	tuberculin skin test	TST

笔记

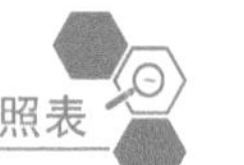

（续）

中文全称	英文全称	缩略语
经内镜逆行性胰胆管造影术	endoscopic retrograde colangiopancreatography	ERCP
静脉尿路成像	intravenous urogram	IVU
巨细胞病毒	cytomegalovirus	CMV
朗格汉斯细胞	langerhans cell	LC
连续肾脏替代疗法	continuous renal replacement therapy	CRRT
磷酸肌酸激酶	creatine kinase	CK
吗替麦考酚酯	mycophenolate mofetil	MMF
脉搏	pulse	P
脑桥外髓鞘溶解症	extrapontine myelinolysis	EPM
脑桥中央髓鞘溶解症	central pontine myelinolysis	CPM
内转录间隔区	internal transcribed spacer region	ITS
尿素	urea	Urea
尿酸	uric acid	UA
凝血酶原活动度	prothrombin time activity	PTA（PT%）
凝血酶原时间	prothrombin time	PT
劈离式肝移植	split liver transplantation	SLT
脾动脉直径/肝动脉直径	splenic arterydiameter/ hepatic artery diameter	SA/CHA
平均动脉压	mean artery pressure	MAP
侵袭性真菌病	invasive fungal disease	IFD
乳酸	lactic acid	Lac
渗透性脱髓鞘综合征	osmotic demyelination syndrome	ODS
实际碳酸氢根	actual bicarbonate	AB
酸性鞘磷脂酶	acid sphingomyelinase	ASM
髓质海绵肾	medullary sponge kidney	MSK
他克莫司	tacrolimus	FK506（Tac）
体温	temperature	T
天冬氨酸转氨酶	aspartate aminotransferase	AST

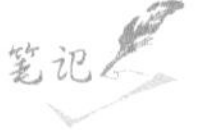

（续）

中文全称	英文全称	缩略语
维持性血液透析	maintenance hemodialysis	MHD
心电图	electrocardiogram	ECG
心率	heart rate	HR
血红蛋白	hemoglobin	Hb(HGB)
血钾	kalium	K^+
血氯	chlorine	Cl^-
血钠	natrium	Na^+
血尿素氮	blood urea nitrogen	BUN
血清低密度脂蛋白	low densith lipoprotein	LDL
血清总胆固醇	total cholesterol	TC
血清总蛋白	total protein	TP
血糖	blood glucose	GLU
血小板	blood platelet	PLT
血压	blood pressure	BP
血液酸碱度	potential of hydrogen	pH
乙肝病毒的脱氧核糖核酸	hepatitis B virus deoxyribonucleic acid	HBV - DNA
正电子发射计算机断层显像	positron emission computed tomography	PET - CT
直接胆红素	direct bilirubin	DBIL
中国医院侵袭性真菌病监测网	China Hospital Invasive Fungal Surveillance Net	CHIF-NET
中性粒细胞比例	neutrophil%	N%
肿瘤	cancer	CA
自身免疫性肝炎	autoimmune hepatitis	AIH
总胆红素	total bilirubin	TBIL
阻力指数	resistance index	RI

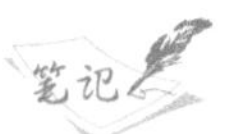

化验指标正常范围表

（按项目名称拼音字母排序）

项目名称	英文缩写	正常参考范围	单位
24 h 尿蛋白	U－24hTP	0～0.12	g/24 h
C 反应蛋白	CRP	0～8.0	mg/L
PT 活动度	PT%	74～96	%
α1 微球蛋白	α1－MG	0～6	mg/L
β2 微球蛋白	β2－MG	1.0～3.0	mg/L
γ 球蛋白	γ/TP	9.8～18.2	%
白蛋白	ALB	35～55	g/L
白细胞	WBC	4.0～10.0	10^9/L
半乳甘糖聚酶	GM	0～0.50	
部分凝血活酶	APTT	22.7～31.8	%
胆碱酯酶	CHE	5000～13 000	IU/L
低密度胆固醇	LDL	1.82～3.64	mmol/L
钙离子	Ca^{2+}	2.1～2.7	mmol/L
甘油三酯	TG	0.34～1.7	mmol/L
谷丙转氨酶	ALT	1～40	IU/L
谷草转氨酶	AST	1～40	IU/L
国际标准比率	INR	0.86～1.06	
红细胞	RBC	3.5～5.5	10^{12}/L
红细胞沉降率	ESR	0～20	mm/h
肌酐	Cr	27～124	μmol/L
肌红蛋白	MYO	28～72	ng/mL
甲胎蛋白	AFP	0～13.6	ng/mL
钾离子	K^+	3.5～5.5	mmol/L
碱性磷酸酶	ALP	15～112	IU/L

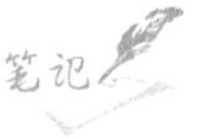

（续）

项目名称	英文缩写	正常参考范围	单位
降钙素原	PCT	0～0.5	ng/mL
磷	P^{3-}	0.8～1.6	mmol/L
磷酸肌酸激酶	CK	25～170	IU/L
氯离子	Cl^-	96～108	mmol/L
免疫球蛋白 G	IgG	7.0～16.0	g/L
钠离子	Na^+	136～146	mmol/L
尿多瘤病毒	尿 PBK	0～5	千 IU/mL
尿视黄醇蛋白	U－RBP	0～0.7	mg/L
尿素	Urea	1.8～7.5	mmol/L
尿酸	UA	101～417	μmol/L
凝血酶原时间	PT	10.4～12.6	秒
葡萄糖	GLU	3.9～6.1	mmol/L
他克莫司药物浓度	FK506		ng/mL
纤维蛋白原	FBG	180～350	mg/dL
血氨	NH3	0～60	μmol/L
血多瘤病毒	血 PBK	0～5	千 IU/mL
血红蛋白	HGB	110～160	g/L
血小板	PLT	100～300	10^9/L
乙肝 e 抗原	HBeAg	0～1.0	
乙肝表面抗原	HBsAg	0～0.05	IU/mL
真菌 D 葡聚糖	G 试验	0～60	pg/mL
直接胆红素	DBIL	0～8.6	μmol/L
中性粒细胞百分比	NEUT%	50～70	%
转肽酶	GGT	5～54	IU/L
总胆红素	TBIL	1.7～25.7	umol/L
总蛋白	TP	60～85	g/L
	CD4	414～1123	cells/u
	CD8	238～374	cells/u

笔记